Raúl de la Fuente Briones

Argentum 47: So hilft Silber gegen das Corona-Virus

Die Römer, Hildegard von Bingen, Paracelsus und heutige Mediziner und Untersuchungen zur Wirkung von Nano Silber gegen Bakterien und Viren

Zu diesem Buch

Die medizinische Anwendung von Silber war schon in der Antike bekannt, unter anderem zur Wundbehandlung. Kolloidales Silber ist seit langer Zeit ein bekanntes und beliebtes Desinfektions-mittel. In Apotheken gibt es Wundverbände und Salben mit Silber. Die Wirkung des Edelmetalls in medizinischen Schutzmasken gegen Covid 19 durch eingewebte Silberfäden ist zuletzt von Forschern nachge-wiesen worden, da das Silber die DNA von Keimen, Viren und Bakterien angreift und sie abtötet. Doch wie kann Silber weiter gegen Corona helfen? Was ist das Besondere an Na-nosilber? Was sollten Politik und Forschung im Hinblick auf die Wirkung von Silber gegen Covid-19 unternehmen?

Ein wissenschaftlicher Ausblick des Chemie-lehrers und Dipl. Pädagoge Raúl de la Fuente Briones

Argentum 47: So hilft Silber gegen das Corona-Virus

Bibliografische Information:
Die Deutsche Bibliothek verzeichnet diese Publikation in der Deutschen Nationalbiografie; detaillierte bibliografische Daten sind im Internet unter http://dnb.ddb.de abrufbar.

September 2020
© 2020 Raúl de la Fuente Briones
Herstellung und Verlag:
BoD - Books on Demand , Norderstedt
Printed in Germany   ISBN 978751972338

Inhaltsverzeichnis

1. Vorwort

Zurzeit erlebt die Menschheit weltweit wohl eine der größten und schlimmsten Pandemie seit Menschengedenken. Im Umgang mit traumatisierenden Ereignissen sprechen manche Therapeuten nicht selten davon, den Traumatisierten in die Lage zu versetzen, das Erlebte nicht passiv, sondern sich selbst in eine aktive Lage zu versetzen. Entweder dadurch, dass die- oder derjenige das Erlebte zum Beispiel niederschreibt und somit diese Gedanken strukturiert und dadurch Abstand zu dem Geschehenen erhält. Somit kann der passive Leser sich dadurch selbst verhelfen indem er ebenso zum aktiven Akteur wird.

Mittlerweile überschlagen sich die Medien täglich aufs Neue mit weltweit höchsten gemeldete Infizierten- und Todesrate seit Beginn des Coronaausbruchs. Die Pandemie hat sich seit ihrem Beginn Anfang des Jahres einmal über den gesamten Erdball geschoben. Ausgehend vom chinesischen Wuhan erreichte das Coronavirus zunächst andere asiatische Länder und schließlich Europa. In den USA kam es im Nordosten des Landes im Frühjahr zu verheeren-den Ausbrüchen. Zuletzt stiegen schließlich in zahl-reichen Ländern Mittel- und Südamerikas die Fallzahlen stark an. Mit wenigen Wochen Verzögerung schlugen sich die gestiegenen Fallzahlen auch in der Todesfallstatistik nieder. In Europa starben auf dem bisherigen Höhepunkt Mitte April fast 4000 Menschen am Tag, vor allem in Italien, Spanien, Frankreich und Großbritannien. Seither hatte sich der Wert auf weniger als 300 Menschen täglich reduziert.

Dafür sind die Todeszahlen zuerst in Nordamerika und zuletzt in Mittel- und Südamerika rasant gestiegen. Die Daten stammen von der John Hopkins University und werden täglich aktualisiert. Weltweit nimmt die Zahl der Menschen, die an Covid-19 erkranken, so schnell zu wie noch nie im Verlauf der Pandemie. Nach aktuellen Meldungen (Stand Ende September 2020) des Robert Kochs Instituts liegen Weltweit mehr als 33.000.000 Infektionen wie auch nun bereits über knapp 1.000.000 Todesfälle vor. Die Zahl der Genesungen wird mit 23.204.219 und 9.246.2427 aktive Fälle beziffert[1]. In Indien werden am gleichen Tag über 95.000 Infektionen innerhalb der letzten 24h und mittlerweile über 96.000 verstorbenen Menschen ge-meldet. In Brasilien gab es bisher rund 4.745.464 Coronafälle und über 142.000 Todesfälle. Für Deutschland wurden zum gleichen Tag 290.334 Infek-tionen, 9.483 Todesfälle und 255.186 Genesungen und 25.665 aktive Fälle gemessen.[2]

Wenn man die aktuellen Fallzahlen von Deutschland mit denen anderer Länder direkt vergleicht, bekommt man leicht den Eindruck, dass in Deutschland die Pandemie, relativ besser verlaufen ist als in anderen Ländern, zumindest noch zum derzeitigen Zeitpunkt. Dennoch rechnen viele, dass eine „zweite Welle" kommen könnte. In der Haupt-stadt von China wurden bereits wieder Ende Juni 2020 die ersten Bezirke in Peking abgeriegelt.[3]

---

1 Zum Vergleich Stand am 22.06.20: 8.975.776 Infektionen, Todesfälle: 468.724, 4.448.281 Genesungen; für Deutschland: 191.665 Infektionen, 8897 Todesfälle und 175.042 Genesungen.

2 Stand 29.09.2020, aus: www.rnd.de/gesundheit/corona-heute-fallzahlen-am-29092020-in-deutschland-und-der-welt-karten-grafiken-tabellen-ZF7G5L2KOREUFDX5XF4HGGXDFI.html

Die Reproduktionsrate lag Anfang März 2020 um 3. Nach der sogenannten ersten Welle war dieser deutlich unter 1 gefallen, allerdings mit 2,88 (Stand 21.06.2020)[4] auf einen sehr kritischen Stand wieder zwischenzeitlich gestiegen. Diese recht hohe R-Zahl stand mit einigen ausgeprägten Hotspots wzB. Berlin, Göttingen und Gütersloh im Zusammenhang.[5]

So befürchtet auch der Virologe Prof. Dr. Drosten aufgrund erneuten massiven Ausbreitung einiger erneut aufkommenden Hot-Spots, dass schon in einer absehbaren Zeit eine zweite Welle bevorstehen könnte und mahnt zur besonderen Vorsicht.[6] Ebenso bereitet die Wochenzeitung „Welt am Sonntag" die Leser Ende September 2020 auf die zweite Welle vor.[7]

Beim erscheinen dieses Buches Ende September 2020 liegt dieser sogenannte R-Wert bei knapp über 1, mit erneuter Tendenz nach oben.

------

3   Vgl. R. Röhrich: „Angst vor zweiter Corona-Welle: Peking zum Teil abgeriegelt." www.fr.de/panorama/corona-krise-china-peking-virus-wuhan-who-ursprung-untersuchung-zr-13611654.html am 21.06.2020.

4   Vgl. www.rnd.de/gesundheit/wie-gefahrlich-ist-der-erhohte-r-wert-WQPJZ7TWUBDKZJZP4THZ5PNW4A.html, 21.06.2020

5   Vgl. Das Robert Koch Institut bezieht den rasanten Anstieg in Zusammenhang mit mehreren entstandenen Hotspots in der fleischverarbeitende Industrie in Verbindung gebracht, Ob diese mit den niedrigen Innentemperatur oder mit den Lebensumständen der dort Arbeitenden Zusammenhängt, ist allerdings noch unzureichend erforscht. „Heute Nachrichten" im zweiten Deutschen Fernsehen vom 23.06.2020.

6   Prof Dr. Drosten: „Alarmsensoren einschalten: Virologe Drosten warnt nach vermehrten Ausbrüchen vor zweiter Corona-Welle." in: https://rp-online.de/panorama/coronavirus/christian-drosten-warnung-vor-zweiter-welle-des-virologen_aid-51816085, vom 24.06.2020. Nach dem Epidemolge Dr. Klaus Lauterbach am 13.08.2020 bei Markus Lanz in ZDF Talkshow sind wir bereits schon in der zweiten Wellen.

7   Vgl. Titelseitenbericht Welt am Sonntag, vom 27.09.2020.

Dieser R-Wert resultiert allerdings nun auf eine große Anzahl von bereits Infizierten und wird wohl aus diesem Grund somit auch noch im unteren Entstehungsbereich einer erneuten Welle stehen.

Im direkten Vergleich mit vielen unserer direkten Nachbarn und anderen Ländern weltweit stehen wir noch recht positiv dar. Als Grund dafür, wird vermutet, dass beispielsweise durch mittlerweile günstigere Verläufe bei nun Jüngeren, besseren Eigenschutz der Bevölkerung durch Einhaltung von Abstandregelungen und dem weit verbreitetem Tragen von Atemmasken wie auch durch die aktive und zielgerichtete Nachverfolgungsarbeit der Gesundheitsämter, diese befürchtete Welle abgeflacht werden kann. Hier erhofft man sich ebenso durch die nun vor Kurzen freigegebenen Corona-Warn-App der Bundesregierung, dass man einem erneuten exponen-tiellen Anstieg der Fallzahlen verzögern bzw. abflachen könnte. Ob dies tatsächlich gelingen wird, wird uns die Zeit zeigen.

Tatsächlich allerdings können wir zum heutigen Zeitpunkt die Zahl der Neuinfektionen besser bestimmen als noch zu Beginn der Pandemie. Heute wird vielmehr getestet und man kann sich auf eine breitere Datenbasis beziehen, als dies noch vor ein paar Monaten der Fall gewesen ist.

Standen Mitte März nur rund 7.000 Tests pro Tag zur Verfügung, waren es Ende Juli etwa 180.000. Zum Beispiel wurden in der letzten Juli-Woche rund 570.000 Menschen auf SARS-CoV-2 getestet. Etwa ein Prozent der Tests waren positiv. Mitte März lagen diese Positivgetesteten bei fast sechs Prozent. Man kann wohl davon ausgehen, dass vermutlich vor allem die schweren Fälle getestet wurden.

Selten kommen diejenige in den Statistiken diejenige vor, die einen vermeintlich leichten Verlauf hatten, aber nach ein paar wenigen Wochen an lange Zeit bleibende Schäden, wie den Verlaust von Geruch- und Geschmacksinn oder schwerwiegenden neuro-logischen Ausfällen. Wie hoch die Dunkelziffer ist, lässt sich derzeit nicht seriös abschätzen. Einhellige Meinung ist derzeit unter den Wissenschaftlern, dass weltweit tatsächlich viele Menschen unter den Bedingungen des sogenannten Corona Virus, entweder direkt durch eine akute Infektion oder indirekte durch Angst vor Verlust der Arbeit und einer Verschlechterung der gesamtwirtschaftlichen Situation leiden. Dies bestreitet kaum jemand ernsthaft.

Kinder leiden, dass sie ihre Lehrer bzw. Klassenkameraden in der Schule nicht treffen können bzw. in Angst haben sich oder andere anzustecken. Sicher ist die Situation auch für deren Großeltern und vorerkrankten Menschen besonders schwierig.

Von vielleicht Guten im Unguten zu sprechen, fällt mir diesbezüglich aufgrund der aktuellen Situation sehr schwer. Schließlich geht es immer um das Leben von Menschen. Indirekt im Zusammenhang von Corona geht es letztendlich auch um eine zahlreiche Anzahl von Menschen, die ihr Lebenserwerb als Angestellte in Firmen, Einrichtungen oder Fabriken beziehen, die im Zusammenhang mit dieser Corona-Pandemie unter einer wirtschaftlichen Krise zu leiden haben.

Hierzu stellt der schwedischen Staatsimmunulogen Anders Tegnell fest:

„Dazu gehört auch, alle Effekte eines Lockdowns in die Überlegungen einzubeziehen, etwa die Frage, inwieweit ein Lockdown die Menschen so stark belastet, dass andere Sterblichkeitsraten steigen, wie beispielsweise die Selbstmordrate. Wir haben uns auch gefragt, ob bei schwer kranken Menschen die Hemmschwelle vor dem Besuch eines Arztes wegen eines Lockdowns erhöht wird. Für Menschen ist es gesundheitlich schädlich, unfreiwillig isoliert zu werden."[8]

Allerdings wissen wir zum jetzigen Zeitpunkt bereits, dass die meisten Länder, die auf das Virus kaum oder verspätet reagierten, mittlerweile mit sehr hohen Fallzahlen und gegen den Virus zu kämpfen haben.

Falls es tatsächlich noch etwas Gutes in einer solchen Situation geben sollte, dann wäre es sicherlich wichtig dieses in die Zeit nach der jetzigen Pandemie mitzunehmen bzw. für dessen zukünftiges bestehen sich einzusetzen. So zum Beispiel werden wir in der nun bevorstehenden Herbstzeit wohl damit rechnen können, dass wir durch die bereits durchgeführten Vorsichtsmaßnahmen, wie Abstand halten, Hände waschen und Masken tragen, auch andere Erkrankungen eindämmen werden. So können wir in diesem Winter wohl auch mit viel weniger Influenza-Toten rechnen. Man geht mittlerweile davon aus, dass wir mit dieser Pandemie mindestens bis Ende 2021 zu tun haben werden und das noch unheimlich viel passieren wird.[9]

---

8   Vgl. „Schwedens Staatsvirologe Tegnell: "Wir würden einige Sachen vielleicht etwas anders machen", vom 12.08. RND. www.rnd.de/gesundheit/schweden-kein-lockdown-keine-kontaktbeschrankungen-staatsvirologe-anders-tegnell-im-interview-BT2YYCQ3FBEUBHXRCLUQ2QXWUI.html

Zu Beginn der Pandemie, damals sprach man noch von einer Epidemie, hieß es zuerst, man sollte keine Infektionsmasken tragen solle, da dies sogar das Ansteckungsrisiko noch erhöhen bzw. lediglich die anderen, aber nicht sich selbst, geschützt werden könnte. Jeder normal denkende Mensch fragte sich noch zu diesem Punkt, wie es denn sonst dazu kommt, dass Jahre lang über in den meisten Operations- und Intensivstationen die dort arbeitenden Menschen mit Masken herum liefen.

Sicherlich, heute wissen wir, dass diese lieber FFP2 und FFP3 Masken hätten tragen sollen, um sich wie auch die Patienten dort - tatsächlich effektiv und ausreichend genug schützen zu können.

Zu diesem Zeitpunkt war es schon bald fast unmöglich eine solche ausreichend schützende Atemschutzmaske zu einem angemessenen Preis kaufen zu können.[10] Die Preise im Internet, falls man überhaupt noch derartige Masken erhalten konnte, überschlugen sich förmlich und stiegen ebenso exponentiell wie auch viral? in die Höhe. Da ich selbst Chemie im Lehramt studierte und über sieben Jahre hinweg neben meinem damaligen Studium dazu im Rettungsdienst und Erste-Hilfe Ausbilder gearbeitet hatte, kam mir die desinfizierte Wirkung von aluminium-beschichteten Wundverbänden wieder in dieser Situation in den Sinn. Ich wartete nicht lange und forschte in meinen alten Büchern wie auch im Internet nach Hintergründen und Alternativen.

---

9   Vgl. Veronika Hackenbroch, Der Spiegel, iM ARD Presseclub vom 27.09.2020.

10   Vgl. Corona Faktencheck: Was bringen Mundschutz und Maskenpflicht. In: www.swr3.de/aktuell/corona-faktencheck-was-bringen-mundschutz-und-maskenpflicht-100.html; am 22.04.2020.

Nach einer kurzen Zeit schon konnte ich über Silberfolien lesen, die mit entsprechenden Datenblätter und schon vor Corona mit entsprechenden Studien ihre desinfizierenden Wirkung bestätigt, durch die Hersteller zu akzeptablen Preisen verkauft wurden. Die erste Idee, nämlich die eigene Herstellung einer Silbermaske war geboren und schon nach weniger Zeit auch schon selbst zusammen genäht.

Diese sind nicht nur durch ihre Waschbarkeit umweltfreundlicher, sondern wie man zwischenzeitlich auch besser weiß durch einen besseren Schutz auf FFP2 Niveau auch viel wirkungsvoller gegen das Coronavirus als jede sonst selbstgenähte sogenannte Alltagsmaske.

Somit war meine Aufmerksamkeit auf das Silber fokussiert. Schon als Schüler und späterer Student war ich von diesem Edelmetall schon irgendwie fasziniert. Warum hatten meine Eltern Silberbesteck im Schrank verschlossen? Nur zu besonderen Anlässen wurde es herausgeholt. Faszinierend war es dann als Kind in den alten Märchen zu hören, wie Könige, aber auch Räuber aus Silberbechern tranken. Und warum wurden in Geschichten immer wieder bei manchen Menschen im Mittelalter von den Blaublütigen gesprochen? Konnte das ein Zufall sein, dass diese auch in anderen Kulturen und Völkern derart war?

Als Chemiker interessiert man sich nicht nur für das Vordergründige, also das was man sehen, fühlen oder auch beobachten kann, sondern gerade auch für die Zusammenhängen im Hintergrund.

Also den nicht Offenkundigen und im Vordergrund stehenden Dingen, dem Stofflichen, sondern eben auch den im Hintergrund wirkenden Kräften und Zusammenhänge, die die einzelnen Stoffe und deren Bausteine zusammenhalten und wirken lassen. Aber als Pädagoge stellte sich mir in diesem Zusammenhang stets auch die Frage, was lässt ein Mensch zu einem Menschen aus Fleisch und Blut werden?

Im Unterschied zu seiner bloßen zusammenhängenden Anzahl von einzelnen Atomen und Atomgruppen, selbst wenn diese nach einem bestimmten Bauplan und Anordnung geordnet sind?

Was versteht man unter „vis vitalis"? Woher kommt die Quelle der Kraft, die einen fast zu Tode gekommenem Menschen dennoch die Energie gibt zu überleben? Die entscheidende Frage kommt stets vor der Erkenntnis durch eine Antwort. Für den Chemiker besteht der Mensch, wie auch alle anderen Organismen, aus einer großen Anzahl chemischer Verbindungen, und alles Leben ist das Ergebnis vieler miteinander verflochtener chemischer Reaktionen. Ebenso besteht die Nahrung des Menschen aus chemischen Verbindungen; diese werden durch chemische Reaktionen im Körper zum Teil in Energie und zum Teil in die chemischen Strukturen, die notwendig sind, um den Organismus am Leben zu erhalten, umgewandelt. Die Abfallprodukte, die sich im Laufe der chemischen Prozesse bilden, werden an die Umgebung, zum Beispiel mit der Atemluft abgegeben.

Damit der menschliche Organismus funktionieren kann, ist entscheidend, dass alle chemischen Reaktionen im Gleichgewicht sind. Wird irgendeine Reaktion unterdrückt oder nimmt Überhand, entstehen Störungen, die mehr oder weniger ernst sein können. Damit der Mensch überlebt, ist es erforderlich, dass dem Körper immer wieder etwa 50 verschiedene Chemikalien zugeführt werden. Diese Chemikalien nennt man essentielle Chemikalien bzw. essentielle Lebensmittel mit entsprechenden Vitaminen.

Ausgehend von diesen kann der menschliche Organismus selbst alle anderen Substanzen, die er noch benötigt, selbst herstellen. Die essentiellen Stoffe sind Wasser, Aminosäuren, ungesättigte Fettsäuren, Vitamine und anorganische Salze. Eine große Anzahl von Verbindungen wird von der Natur hergestellt, d.h. von lebenden Organismen und Pflanzen, ohne das Eingreifen des Menschen. Auch diese sogenannten natürlichen Verbindungen können giftig sein. Die menschliche Evolution fand allerdings in Wechselwirkung mit der Natur statt: So hat sich der Mensch aufgrund der Vergiftungen, die immer wieder stattgefunden haben, eine solide Erfahrungsgrundlage bezüglich der Gesundheitsgefährdung natürlicher Chemikalien zugelegt.

Die Toxikologie hat sich im deutschen Sprachraum aus der Pharmakologie entwickelt und ist erst spät zum selbstständigen akademischen Fach geworden. Beide Disziplinen verwenden ähnliche, teil-weise identische Methoden und befassen sich mit demselben Ziel, nämlich der Aufklärung der Wechselwirkung von chemischen Stoffen mit dem Organismus:

„Eine wissenschaftliche Basis für die Toxikologie und der Einsatz gezielt geplanter Experimente zur Erkennung und Qualifizierung toxischer Wirkungen wurden von Paracelsus (1493-1541) entwickelt. Er erkannte auch erste chemisch definierte Stoffe als Auslöser von Vergiftungen. Sein wichtigster Beitrag zur Entwicklung der Toxikologie ist die erstmalige Erstellung von Dosis-Wirkungs-Beziehungen:
„Alle Ding' sind Gift und nichts ohn' Gift; allein die Dosis macht, dass ein Ding kein Gift ist." [11]

Dieser Aussage steckt die Grundlage der Toxikologie, die auf den Alchemisten Paracelsius zurückzuführen ist. Unter einer Substanz [biochemischer Stoff] [12] versteht man den chemischen Grundbestand, also die zum jeweils aktuellen historischen Zeitpunkt naturwissenschaftlich begründete, zweckfreie Aussage über die chemische Zusammensetzung eines Stoffes. Die Verwendung des Wortes „Mittel" [entspricht zentral: griechisch centralis, im Mittel-, Kernpunkt gelegen] [13] ist im Sinne von 'das, was zur Erreichung eines Zweckes dient'. Die Begriffe „Substanz" und „Mittel" unterscheiden sich demnach in ihrer sozialen Dimension, so dass zwar alle Mittel Substanzen, aber nicht alle Substanzen gleichzeitig auch Mittel sind. Die Unterschiede werden mit den Worten von Schmidt-Semisch deutlich:

---

11   Dekant, Wolfgang und Spiros Vamvakas. 1995, S.20.

12   Vgl. Boss, Norbert, [u. a.]. In: Lexikon Medizin: Körper, Gesundheit. 1992, S. 1647.

13   Vgl. Boss, Norbert, [u. a.]. In: Lexikon Medizin: Körper, Gesundheit. 1992, S. 1150.

„War Substanz, die zweckfreie stoffliche Aussage über ein Ding (bzw. ein Stoff), so bezeichnet „Mittel" die soziale oder individuelle Interpretation des Zwecks der Substanz bzw. des Zwecks der Einnahme der Substanz. Schreibe ich also einer Substanz einen bestimmten Zweck zu, so wird die Substanz zum Mittel". [14]

Eine Person kann demnach glauben, dass ein Grog, nach einem kalten Spaziergang dazu beiträgt, eine Erkältung zu vermeiden. Zu diesem Zweck eingenommen wäre Grog wohl eine Prophylaxe gegen Erkältungskrankheiten, also quasi ein Mittel zur Prophylaxe, also mehr eine Art von Arzneimittel. Derselbe Grog kann aber auch, in geselliger Runde und mit Lust am Geschmack, die wohlig-wärmende Wirkung genierend, als Genussmittel bezeichnen. [15]

Trinkt man den Grog aber wegen des Alkohols und dessen berauschender Wirkung, so stellt die Substanz in diesem Zusammenhang und zu diesem Zweck genossen, wohl am ehesten ein Rauschmittel dar. Setzt nach etlichen Gläsern Grog eine starke toxische Wirkung ein, so könnte man das Rausch-mittel auch als Rauschgift bezeichnen. Die Bedeutung und der Zweck der Einnahme sind allerdings verschieden und damit auch die erhoffte und eintretende Wirkung des jeweiligen Konsums.

---

14   Schmidt-Semisch, Henning. Die prekäre Grenze der Legalität - DrogenKulturGenuss. 1994, S. 16.
15   Vgl. R. de la Fuente Briones; S. 22 ff.; in: „Zur Chemie psychoaktiver Stoffe: Koffein, Teein, Kokain, Amphetamine, LSD, Opium, Nikotin, Alkohol und warum Marijuana, Cannabis und THC anders sind", 2012.

Ein weiteres gutes Beispiel aus der Chemie ist hier sicherlich das allseits bekannte Speisesalz. Der Chemiker spricht üblicherweise von Natriumchlorid (NaCl). Jedes dieser beiden Elemente für sich, Natrium und Chlor, alleine betrachtet sind sehr giftig und hoch reaktiv. Allerdings wenn es als Natriumchlorid-Verbindung vorliegt ist es in den meisten Küchen vorzufinden und überall legal zu erwerben. Kochsalz ist für den menschlichen Körper lebenswichtig.

Ohne Salz könnte der Mensch kaum überleben. Vor einigen Jahrhunderte wurde es sogar aufgrund seiner Seltenheit mit Gold aufgewogen. Allerdings würde ein Teelöffel Kochsalz in einem Wasserglas für den menschlichen Körper schwere giftige Folgen haben. Aus diesem Grund weißt der Körper sich in letzter Konsequenz nur mit einem Sich-Übergeben und Erbrechen von der toxischen Dosis zu schützen. So könnte Silber und Nanosilberteilchen schon aus diesem Grund dem Menschen helfen, indem der Mensch an seine Wirkung glaubt und die Angst hinsichtlich einer möglichen Ansteckungsgefahr durch Viren, aber ebenso auch Bakterien, herabgesetzt wird und sich somit ein gestärkter Immunsystem ausbilden kann. Viele sprechen in einem solchen Zusammenhang von einem soge-nannten „Placebo-Effekt".

Nicht selten wird ebenso behauptet, dass Silberionen keine physiologische Funktion haben. In einigen anderen Kreisen der Wissenschaften wird zwar darüber hinaus noch standhaft behauptet, dass Silber in den Konzentrationen, in denen es Bakterien und Viren tötet, es ebenso auch die Fibroblasten (Gewebezellen) schädigt.

Schon alleine aufgrund dieser Divergenz und auf dem ersten Blick scheinbar stark widersprüchlichen Angaben aus Wissenschaft und Industrie hat mich das vorliegende Thema zu diesem Buch derart interessiert, wie auch inspiriert, diese hier darzustellen und aufzuschlüsseln. Am Beispiel des Silbers möchte ich dem Leser darstellen, dass es sich eben nicht nur um ein homöopathisches Mittel handelt, bei dem lediglich ein paar Silberatome in einem Kubikmeter Wasser gelöst sind.

Vielmehr handelt es sich tatsächlich um eben eine zählbaren und eben nicht in geringen Anzahl von gelösten Silberteilchen mit einer entsprechenden Wirkung. Somit verdichten sich die Argumente dafür, dass es sich um einen Wirkstoff mit einer nachweisbarer Wirkungsweise handelt. Diese Argumente werden dem Leser beim vorliegenden Buches anhand zahlreichen epidemiologischen, chemischen, pharmakologischen wie auch biochemischen oder auch medizinischen und zahnmedizinischen Studien dargestellt. Wobei es gerade mit dem Hintergrund der aktuellen schweren Corona-Pandemie, insbesondere als Wirkstoff gegen die Corona-Viren bei schweren Krankheitsverläufen bisher wenige bis gar keine Forschungsergebnisse vorliegen. Gerade bei sehr schweren Corona-Krankheitsverläufe ist nämlich ebenso denkbar, dass vielleicht eine dunklere Haut oder sogenanntes „blaues Blut" wie vielleicht eine nachträgliche notwendige Darmsanierung durch Einnahme von Joghurtkulturen als Nebenwirkung einer Nanosilber-Einnahme eher zu vernachlässigen sein könnte.

Falls dadurch nämlich die zuvor schwer an dem Coronavirus erkrankte Person eventuell gar ohne bleibende Lungenschäden die Infektion überleben kann. Selbstverständlich soll dieses Buch aus den genannten Gründen aber eben auch nicht eine Vorlage und Aufforderung zu einer Selbstmedikation und unkontrollierten Einnahme von Nanosilber darstellen. Vielmehr soll es eine Übersicht über die uns zurzeit zugänglichen wissenschaftlichen Arbeiten in Hinblick auf Silber und seine Wirkungsweisen darstellen.[16]

2. Was wissen wir zurzeit über Corona ?

Täglich erreichen uns Meldungen über Infektionszahlen und damit in Zusammenhang stehenden Zahlen von an SARS-CoV-19 (steht für *corona virus disease 2019*) erkrankten und verstorbenen Patienten. Auch von möglichen Ansteckungswegen und Möglichkeiten sich vor eine mögliche Infektion zu schützen. Ein Hauptgrund hierfür ist sicherlich auch die Tatsache, dass es sich beim SARS-CoV-2 Virus (steht für *severe acute respiratory syndrome coronavirus 2*) um einen neuen Virus handelt, für den es bis zum jetzigen Zeitpunkt nicht viele gesicherte wissenschaftliche Arbeiten und noch weniger gesicherte Erkenntnisse vorliegen. Der SARS-CoV-" Virus löst somit die SARS-CoV-19 Erkrankung aus.

---

16   Falls ein Leser sich vielleicht dennoch zur Einnahme von Nanosilber entscheidet, ob präventiv oder nach einer tatsächlich aktiven Corona-Infektion, geschieht dies stets auf eigene Gefahr.

Darüber hinaus sind in der Vergangenheit aber auch andere Coronaviren, wie das SARS- und MERS-Coronavirus aufgetreten, die zu schweren Atemwegserkrankungen geführt haben. Dabei ergänzen sich die Hinweise von führenden Virologen und Mediziner.

Allerdings hat man auch gelegentlich den Eindruck, dass diese sich - zumindest auf dem ersten Blick oder nur zum Teil- auch widersprechen bzw. im Nachhinein sinnvoll ergänzen. Zum Beispiel waren eine Mehrzahl der Wissenschaftler davon überzeugt und haben auch die These nach Außen vertreten, dass sich dieses neuartige Virus sich durch Tröpfchen ausbreitet. Somit war die einhellige Meinung, man könne sich somit nicht im Supermarkt, öffentlicher Nahverkehr oder in anderen geschlossenen Räumen anstecken.

Mittlerweile deutet aber immer mehr darauf hin, dass das Corona-Virus viel länger in der Luft bleiben kann als bisher angenommen und man sich auch über andere Wege anstecken kann. Ebenso hatte das RKI noch Ende Februar 2020 durch die Medien verbreiten lassen, dass Mundschutz und Desinfektion unnötig seien. Diese und ähnliche Äußerungen haben sicherlich zu großen Vertrauensverluste in Politik und Medien geführt:

„Experten halten Desinfektionsmittel und Schutzmasken gegen das Coronavirus im Alltag für unnötig. Wasser und Seife reichen völlig aus, so das Robert-Koch-Institut. Desinfektionen seien nur beim Umgang mit Patienten und in Kliniken angebracht."[17]

Im Mai 2020 kam es in Frankfurt am Main zu zahlreichen Infektionen von ca. 80 Personen während einer Gottesdienstfeier, obwohl erst einmal die Einhaltung aller Sicherheitshinweisen hinsichtlich Abständen, Maskentragen und Gesangsverbot seitens der Verantwortlichen beteuert worden sind, eingehalten worden seien.[18]

Die Zahl der Infizierten stieg bis zum darauffolgenden Sonntagabend anschließend gar auf 120 und eine Woche später waren es bereits 200 Personen.[19]

Allerdings wurden zunehmend Defizite und offensichtliche Fehler deutlich und drangen über die Presse in die Öffentlichkeit. So trugen wohl sehr viele Gottesdienstbesucher keine Masken und sangen gemeinsam in einem geschlossenen Raum.[20]

---

17   Vgl. RKI zu Corona: Desinfektion und Mundschutz im Alltag unnötig. Am 28.02.2020: www.br.de/nachrichten/deutschland-welt/rki-desinfektionsmittel-und-mundschutz-im-alltag-bei-coronavirus-unnoetig,RrnGuRY.

18   Vgl. Frankfurter Rundschau: „Corona in Baptisten-Gemeinde in Frankfurt: Mehr als 80 Infizierte – Weiterer Landkreis betroffen" vom 26.05.2020.

19   Vgl. Frankfurter Allgemeine vom 29.05.2020: www.faz.net/aktuell/rhein-main/200-personen-nach-baptisten-gottesdienst-mit-coronavirus-infiziert-16790499.html.

20   Vgl. Hessenschau vom 26.05.2020; www.hessenschau.de/gesellschaft/ueber-100-covid-19-infektionen-gottesdienst-besucher-sangen-und-trugen-keine-schutzmasken,corona-ausbruch-baptisten-reaktion-gemeinde-100.html.

Doch gerade nun im Hinblick auf dem bevorstehenden Herbst und die damit verbundenen kalten Tagen wird dies den Verantwortungsträgern noch sehr Vieles abverlangen. Man wird dann nämlich nur schwer in Schulen und den öffentlichen Verkehrsmitteln, wie auch in den Geschäften und Heimen der Altenpflege oder etwa auch in der Behindertenhilfe den ganzen Tag über die Fenster und Türen durchgehend zur Lüftung schlecht offen lassen können. Frau Prof. Dr. Melanie Brinkmann weißt bei Anne Will eindringlich darauf hin, dass das Lüftungssystem unbedingt verbessert werden muss. Nicht nur wegen Covid-19 sei dies wichtig, sondern schon aufgrund des hohen CO_2 in einem geschlossenen Klassenzimmer.[21]

Ob dies allerdings durch das Öffnen von Fenster, wie gefordert, insbesondere in der bevorstehenden kalten Jahreszeit, alleine tatsächlich zu bewerkstelligen ist, bleibt aufgrund der Möglichkeit dadurch an anderen Krankheiten zu erkranken sehr zweifelhaft. Vielmehr wird es hier besonders wichtig sein auch desinfizierende oder filtrierende Lüftungssystem zu verbauen, um tatsächlichen einen erneuten Shut-Downs zu verhindern bzw. die Überlastung des Krankenhaussystems zu vermeiden. Coronaviren sind schon seit mehreren Jahren der Wissenschaft bekannt und wurden erstmalig Mitte der 1960er-Jahre entdeckt.

---

21   Vgl. Susanne Will, ARD-Sendung vom 27.09.2020.

Bisher ist bekannt, dass sie generell entweder nur Menschen oder nur Tiere infizieren können. Beim Menschen tragen sie dazu bei, Erkältungskrankheiten auszulösen. Mittlerweile ist ebenso bekannt, dass in seltenen Fällen die Coronaviren, die zuvor nur Tiere infiziert haben auch auf den Menschen überspringen, sich dort weiterverbreiten und auch zu schweren Erkrankungen führen können.

In der Vergangenheit war das bei den Ausbrüchen von SARS-CoV (Severe Acute Respiratory Syndrome) und MERS-CoV (Middle East Respiratory Syndrome) der Fall. Jetzt ist es auch bei dem neuartigen Coronavirus (SARS-CoV-2) so. Das neuartiges Coronavirus (nCoV) ist ein neuer Stamm des uns schon seit 1960 bekannten Corona-Virus. Nach Einschätzung von Virologen ist das neuartige Coronavirus SARS-CoV-2 eine Variante des SARS-Erregers aus dem Jahr 2002.

Dieser wurde von chinesischen Behörden Anfang Januar 2020 als neu beschrieben. Seit dem 11. Februar 2020 trägt das neuartige Coronavirus, das vorläufig mit 2019nCoV bezeichnet wurde, einen neuen Namen: SARS-CoV-2. SARS steht hierbei für "Schweres Akutes Atemwegssyndrom". Die Erkrankung, die durch SARS-CoV-2 ausgelöst wird, wird mit Covid-19 bezeichnet (Corona Virus Disease 2019).[22]

---

22   Vgl. Internetpräsenz der Bundesregierung 13.05.2020: www.bundesregierung.de/breg-de/themen/coronavirus/informationen-zum-coronavirus-1734932.

Das Corona-Virus kann die Erkrankung Covid-19 auslösen. Zurzeit geht man davon aus, dass etwa 8-20 Prozent der Erkrankten in Kliniken behandelt werden müssen. Bei schwerem Verlauf kann eine intensivmedizinische Betreuung nötig werden.

Zu Beginn der Pandemie waren es im Durchschnitt 65 jährige Patienten, die sich infiziert hatten. Aus diesem Grund waren auch mehr schwerwiegende Krankheitsverläufe zu verzeichnen. Mittlerweile geben die älteren Menschen mehr auf sich acht und jüngere stecken sich zum Beispiel auf Feiern oder im Urlaub an.

Das Durchschnittsalter ist mittlerweile auf 36 Jahre gesunken und somit haben ernsthafte Krankheitsverläufe auch prozentual auf etwa 8 Prozent abgenommen. Wenngleich hier die möglichen Spätfolgen, wie zum Beispiel eine Lungenembolie oder noch spätere schwere Hustenanfälle nicht berück-sichtigt sind, von denen auch Jüngere betroffen sein können.

2.1 Helfen uns Atemschutzmasken?

Nach dem jetzigen Stand der Wissenschaft wird zum Schutz vor dem Corona-Virus vorgeschlagen einen Abstand von mindesten 1,5 Meter einzuhalten.

Häufig und intensiv die Hände zu waschen, ebenso in die Armbeuge zu husten. Nicht-Pflege- und Ärztepersonal soll sogenannte Alltags-Schutzmasken zu tragen, da an geeigneten FFP2- und FFP3 Schutzmasken ein großer Mangel herrscht. Angesichts der großen Zahl an älteren und vorerkrankten Menschen ist dies kaum zu verstehen.

Hauptsächlich erfolgt die Übertragung über Tröpfchen, die zum Beispiel kleinste Tröpfchen beim Husten und Niesen bei der gegenüberstehenden Person über über die Schleimheuten der Nase, des Mundes und auch gegebenenfalls des Auges aufgenommen werden.[23]

Zu einer solchen Übertragung kann es zum Beispiel auch im Gespräch, beim Singen in einem geschlossenen Raum oder auch durch einen Kuss kommen.

Tröpfchen, die einen Durchmesser von mehr als fünf Mikrometer haben, sinken in der Luft rasch ab. Daher werden sie nur bis zu einer Distanz von gut einem Meter übertragen.

---

23   Vgl. CDC. How COVID-19 Spreads: Centers for Disease Control and Prevention; 2020 www.cdc.gov/coronavirus/2019-ncov/about/transmission.html.und Wu YC u.a. Overview of The 2019 Novel Coronavirus (2019-nCoV): The Pathogen of Severe Specific Contagious Pneumonia (SSCP). Journal of the Chinese Medical Association : JCMA. 2020.

Man sollte deshalb mindestens 1,5 Meter Abstand zu anderen Personen halten und eine Maske tragen. Diese Maske schützt nicht nur die andere Personen, sondern eben auch einen selbst, wenn die anderen Menschen so eine Maske ebenso tragen.

Manche Erreger können in Tröpfchen von sehr geringer Größe (kleiner als fünf Mikrometer) lange Zeit in der Luft schweben. Solche Erreger können auch über große Distanzen verbreitet werden.

Hierzu stellt Prof. Dr. Martin Kriegel fest:

„Für das Corona-Virus scheint sich herauszustellen, dass sowohl Tröpfcheninfektionen als auch die luftgetragene Übertragung, also über Aerosole, relevant sind. Dabei spielt auch das Raumklima eine Rolle, denn die Aerosole werden durch Verdunstung sehr schnell kleiner und verhalten sich dann anders. Ganz grundsätzlich kann man festhalten, dass bei typischen Luftwechselraten in Wohn- und Bürogebäuden die Erreger über Stunden im Raum verbleiben. Die Sinkgeschwindigkeit und auch die Lufterneuerung dauern sehr lange.

Jede Erhöhung der Außenluftzufuhr ist daher generell sinnvoll."[24]

---

24   Prof. Dr. Martin Kriegel, Leiter des Hermann-Rietschel-Instituts an der TU Berlin in: So breitet sich das SARS-CoV-2-Virus in der Raumluft aus. 19.05.2020, in: https://innovationorigins.com/de/sars-cov-2-virus-asbreitung-raumluf/

Aerosole sind Tröpfchenkerne die kleiner als 5 Mikrometer sind. Aus einer neueren englischen Studie wissen wir auch, dass SARS-CoV-2-Viren in kleinsten Tröpfen, den sogenannten Aerosolen bis zu drei Stunden nachweisbar sind.[25]

Dabei muss in diesem Zusammenhang darauf hingewiesen werden, dass es sich jedoch um eine künstliche mechanische Aerosolproduktion, die sich grundlegend von hustenden/niesenden Patienten mit COVID-19 im normalen gesellschaftlichen Umgang unterscheidet.

In einer weiteren Studie konnte ebenso aufgezeigt werden, dass die Ausbreitung von Coronavirus-RNA-haltigem Aerosol in die Raumluft durch chirurgische Masken, die die Probanden trugen, vermindert bzw. sogar verhindert werden konnte. Allerdings wurden bei keiner Studie bisher untersucht wie vermehrungsfähige Viren in Aerosolen untersucht.

Weitere Studien haben zudem gezeigt, dass beim normalen Sprechen und in Abhängigkeit von der Lautstärke Aerosole freigesetzt werden können, die potentiell Viren übertragen könnten.[26]

25   Vgl. an Doremalen N, Bushmaker T, Morris DH, Holbrook MG, Gamble A, Williamson BN, et al. Aerosol and Surface Stability of SARS-CoV-2 as Compared with SARS-CoV-1. The New England journal of medicine. 2020.
26   Vgl. Streek H, Schulte B, Kümmerer B, Richter E, Höller T, Fuhrmann C, et al. Infection fatality rate of SARS-CoV-2 infection in a German community with a super-spreading event. MedRxiv preprint. 2020.

Vieles spricht für die Annahme, dass SARS-CoV-2-Viren insbesondere über Aerosole auch im gesellschaftlichen Umgang übertragen werden können. Weitere Arbeiten zeigen auf, dass nicht nur das Sprechen, sondern auch Singen in Gruppen zu Übertragungen geführt haben kann. Dies lässt nicht nur auf Tröpfchen- als auch auf eine aerogene Übertragung des Virus schließen.

Nach Arbeiten vom Europäischen Zentrum für die Prävention und die Kontrolle von Krankheiten ist eine Übertragung durch kontaminierte Oberflächen insbesondere in der unmittelbaren Umgebung des Infizierten nicht auszuschließen.[27]

Allerdings sind die Erkenntnisse zu den genauen Übertragungswegen dieses Coronavirus noch begrenzt, wenngleich die Übertragungswege eng verwandter anderer Coronaviren gut bekannt sind.[28]

---

27 Vgl. European Centre for Disease Prevention and Control (ECDC). Factsheet for health professionals on Coronaviruses European Centre for Disease Prevention and Control; 2020 [Available from: www.ecdc.europa.eu/en/factsheet-health-professionals-. Mai 2020 in:www.bfr.bund.de/de/kann_das_neuartige_coronavirus_ueber_lebensmittel_und_gegenstaende_uebertragen_werden_-244062.htmlcoronaviruses.

28 Vgl. Bundesamt für Risikobewertung vom BfR vom 14.03.2020.

Eine Schmierinfektion einer weiteren Person erscheint dann möglich, wenn das Virus kurz danach über die Hände auf die Schleimhäute des Mund- und Rachenraumes oder die Augen übertragen wird.

Um sich vor Virusübertragungen über kontaminierte Oberflächen zu schützen, ist es wichtig, die allgemeinen Regeln der Hygiene des Alltags wie regelmäßiges Händewaschen und Fernhalten der Hände aus dem Gesicht zu beachten. Zwar zeigen Untersuchungen, dass durch Händewaschen das Infektionsrisiko schon erheblich gesenkt werden kann, diese beziehen sich aber in aller erster Linie auf die Situation in Entwicklungsländern oder wurden in Krankenhäusern durchgeführt.

Auch bei speziellen Personengruppen, wie etwa Personen mit Hautproblemen oder anderen Grunderkrankungen, aber auch in Krankenhäusern kann persönliche Hygiene dazu beitragen, das Infektionsrisiko zu senken.[29]

Daten, die einen signifikanten Zusammenhang zwischen persönlichen Hygienepraktiken in Haushalten und der Übertragung von Krankheiten aufzeigen, fehlen aber bislang noch.

---

29   Vgl. Maren Eggers, Institut für Virologie, Infektiologie und Epidemiologie e.V., Stuttgart, 2009, in: Wie wirksam ist Händewaschen gegen Influenzaviren?
www.rki.de/DE/Content/Infekt/Krankenhaushygiene/Erreger_ausgewaehlt/I nfluenza/Influ_Haende.pdf.pdf?__blob=publicationFile

Elaine Larson führten deshalb eine randomisierte Doppelblind-Studie mit 238 Haushalten (1178 Personen) im Innenstadtbereich von Nord-Manhattan durch, von denen jeweils die Hälfte mit antibakteriellen (z.B. Triclosan) bzw. nicht-antibakteriellen Haushaltsreinigungsmitteln ausgestattet wurden. Die Ergebnisse der Untersuchungen zeigten, dass die antibakteriellen Produkte das Risiko für virale Infekte (Erbrechen, Durchfall, Fieber, Halsentzündung, Husten, Schnupfen, Hautinfektion, Bindehautent-zündung) bei ansonsten gesunden Personen nicht reduzierten.

Bei Personen mit schlechtem Gesundheitszustand oder solchen mit chronischen Erkrankungen war sogar die Häufigkeit von Fieber, Schnupfen und Erkältungen bei Verwendung von antibakteriellen Reinigungsmitteln signifikant auf mehr als das Doppelte gegenüber Personen aus der Vergleichsgruppe mit chronischen Erkrankungen erhöht.

Die Studienautoren schließen in ihrer Bewertung einen möglichen Beitrag dieser Produkte zur Reduktion von bakteriellen Infektionen im Haushalt unter besonderen Umständen nicht aus.

Dies betrifft zum Beispiel oder Familienmitglieder mit geschädigtem Immunsystem oder mit Infektionen der Haut oder des Magen-Darm-Systems. Sie verweisen aber darauf, dass diese möglichen Vorzüge gegenüber den Risiken einer Resistenzbildung abgewogen werden müssten.

Als Ergebnis folgern die Wissenschaftler aus ihren Erkenntnissen zwar nicht, dass antibakterielle Haushaltsreiniger grundsätzlich nutzlos sind.

Sie geben aber zu bedenken, dass die Wirkung dieser – meist teuren – Produkte überschätzt wird.[30]

Nach den Empfehlungen der Bundesregierung erscheint eine Infektion einer weiteren Person dann möglich, wenn das Virus kurz danach über die Hände auf die Schleimhäute des Mund- und Rachenraumes oder die Augen übertragen wird.

Um sich vor Virusübertragungen über kontaminierte Oberflächen zu schützen, ist es wichtig, die allgemeinen Regeln der Hygiene des Alltags wie regelmäßiges Händewaschen und Fernhalten der Hände aus dem Gesicht zu beachten.

Hierbei sind wohl die Virenkonzentration, Zeit, Beschaffenheit des Untergrundes, aber auch Umgebungstemperatur und andere Merkmale wesentlich dafür inwieweit eine Übertragung möglich ist.

So verdichtet sich zunehmend der Verdacht, dass auch die Luftkühlung für eine Streuung und Verteilung mitverantwortlich sein könnte. Nach dem Corona-Ausbruch im Fleischbetrieb Tönnies im Kreis Gütersloh im Juni 2020 mehren sich die Anzeichen zumindest zunehmend darauf.

---

30   Vgl. Elaine Larson, u.a., Februar 2005: www.wissenschaft.de/umwelt-natur/kein-schutz-vor-infektionen/

Hier wurden die Räume der Fleischzerlegung bis auf 6 bis 10 Grad Celsius gekühlt und rund 1500 Angestellten infizierten sich darauf hin. Außerdem wird die gesamte Luft hier getrocknet, das heißt die Luft wird kaum gegen Frischluft von außen ausgetauscht, vielmehr wird sie immer wieder in den Kreislauf gebracht.[31]

Wie ausdauernd sich das Corona-Virus dann auch auf festen und trockenen Oberflächen hält, ist stark abhängig vom Material. ForscherInnen haben dazu beispielsweise Kupfer, Aluminium, Edelstahl, Silber, Stahl, Pappe, Keramiken, Teflon und verschiedene Kunststoffe untersucht. Die Ergebnisse sind für alle bisher bekannten Coronaviren ähnlich: Die Viren überdauern wenige Stunden bis mehrere Tage außerhalb des Menschen. Auf Kupfer höchstens vier Stunden, auf Aluminium höchstens acht, auf Pappe bis zu 24 Stunden. Auf den übrigen Materialien bleibt das Virus sogar zwei bis fünf Tage erhalten:

„Edelmetalle wie Gold und Silber haben noch bessere antibakterielle und antimikrobielle Eigenschaften. Deren Ionen stören den Stoffwechsel der Mikroorganismen so massiv, dass die meisten absterben."[32]

---

31   Vgl. Oda Lambrecht: „Klimaanlage als Virenschleuder", in: www.tagesschau.de/inland/corona-schlachthof-103.html; vom 25.06.2020.
32   Ein Artikel in https://healthcare-in-europe.com/de/news/ so-wird-der-arztkittel-zur-waffe-gegen-bakterien-viren.html über: Materialwissenschaftler der University of Manchester in: Nanopartikel - So wird der Arztkittel zur Waffe gegen Bakterien und Viren vom 20.02.2018.

Das Bundesamt für Risikobewertung (BFR) stellt hierzu fest: „Virusübertragung durch den Verzehr von Lebensmitteln oder den Kontakt mit Bedarfsgegenständen ist unwahrscheinlich (…). Für die Möglichkeit einer Infektion des Menschen über den Kontakt mit Produkten, Bedarfsgegenständen oder durch Lebensmittel gibt es, auch beim aktuellen Ausbruch, bisher nach derzeitigem wissenschaftlichem Kenntnisstand keine Belege".[33]

Potentielle Übertragungswege im medizi-nischem Bereich sind von großer Bedeutung, insbesondere da sich hier sowohl Krankenpflege-personal als auch behandelnde Ärzte in einer großen Zahl bereits infiziert haben. Die Zahl wird mittlerweile mit über 10000 Infizierten und mit 16 Toten beziffert. Hierzu stellt der Präsident des Chinesisch-Deutschen Freundschaftskrankenhauses Dr. Nagel fest:

„Als man wegen der anstrengenden Arbeit die Schichten auf sechs Stunden verkürzte, hat man einen doppelten Effekt festgestellt: Bei den Patienten sank die Sterblichkeitsrate, weil man sie besser behandeln kann und als zweites haben sich deutlich weniger Klinikmitarbeiter mit Covid-19 in der Arbeit angesteckt".[34]

---

33   Vgl. Mitteilung Nr. 008/2020 des BfR vom 29. Januar 2020, aktualisiert am 20.07.2020: www.bfr.bund.de/cm/343/kann-das-neuartige-coronavirus-ueber-lebensmittel-und-gegenstaende-uebertragen-werden.pdf
34   Vgl. www.augsburger-allgemeine.de/politik/Corona-Ueber-10-000-infizierte-Aerzte-und-Pfleger-16-Tote-id57341761.html.

Gerade die aerosol-produzierende Vorgänge, wie zum Beispiel Intubation, Bronchoskopie oder zahnärztliche Prozeduren, bei denen eine Übertragung mittels Aerosol auf ärztliches/ pflegerisches Personal möglich ist, sind als Ansteckungspotentiale bekannt.

Zur Verhinderung der Übertragung werden bei diesen Tätigkeiten spezielle FPP2- und FFP3-Atemschutzmasken die betroffenen Berufsgruppen getragen.

2.2 Corona nutzt einen Öffnungscode

Jüngste Studien haben das Vorgehen bzw. die Mechanismen der Vermehrung von Coronaviren zum Vorschein gebracht. So wird deutlich, dass die Viren die gleiche Eingangstür sowohl bei Schweinen als auch beim Menschen nutzen in die Körperzellen einzudringen. Somit nutzt es bei Schweinen und Menschen denselben Öffnungs-code und macht auf diese Weise besonders anfällig.

Ebenso wichtig sind dabei nach aktuellen Erkenntnissen fünf Aminosäuren, die das Zentrum zu sein scheinen, an dem dann dieses Virus andockt. Und diese fünf Aminosäuren sind beim Menschen, beim Schwein, bei der Katze und beim Frettchen gleich.[35]

Bisher gibt noch keine ausreichend gesicherte Erkenntnis darüber, dass die zunehmende Sommerhitze die Verbreitung des neuartigen Coronavirus eindämmt, wie es etwa im Vergleich bei Grippeviren der Fall ist. Die Zahlen der John-Hopkins-Universität zur weltweiten Verbreitung des Virus zeigen, dass in nahezu allen Staaten Infektionen mit dem Coronavirus SARS-CoV-2 auftreten.

---

35   Südwestrundfunk am 15.05.2020: www.swr.de/wissen/corona-infektionsgefahr-fuer-nutz-und-haustiere-forschung-100.html.

Auch in Ländern auf der Südhalbkugel, in denen schon höhere Temperaturen herrschten.

Der Vize-Präsident des Robert Koch-Instituts, Prof. Lars Schaade, sagte in der Pressekonferenz vom 24. April 2020, dass es zum Einfluss der Temperatur auf die Verbreitung des Virus noch keine verlässlichen Informationen gibt.

Ausschließen will er nicht, dass in der Sonne und der warmen Luft das Virus vielleicht schneller inaktiviert werden könnte. Auch das Verhalten der Menschen ist bei gutem Wetter anders: Statt in ungelüfteten Räumen sind sie eher – mit Abstand – draußen. Nach seiner Einschätzung wäre ein saisonaler Effekt aber eher gering – wenn es ihn überhaupt gibt.[36]

Der jetzige Stand des Wissens ist, dass es zwischen der Ansteckung und dem Beginn der Krankheit bis zu 14 Tage liegen können. In den meisten Fällen beträgt diese sogenannte Inkubationszeit allerdings fünf bis sechs Tage. Auch durch die jährlichen Grippewellen kommen Menschen zu Tode.

Gegen die Grippe existiert jedoch sowohl ein Impfstoff als auch eine zumindest im Frühstadium einsetzbare medikamentöse Therapie.

Das neuartige Coronavirus Sars-CoV-2 ist kein reines Atemwegsvirus wie üblicherweise gedacht wird.

---

36   Vgl. Prof. Dr. Schade zitiert in Bildzeitung: „RKI sieht keinen Sommereffekt. Vize Chef Schaade: Darauf können wir uns nicht verlassen." 28.04.2020; www.bild.de/ratgeber/2020/ratgeber/killt-hitze-das-coronavirus-rki-sieht-keinen-sommer-effekt-70244600.bild.html.

So haben nun Wissenschaftler des Universitätsklinikums Hamburg-Eppendorf herausgefunden, dass es sich bei Covid-19 um ein „Multi-Organ-Virus" handelt. Das liefert auch Hinweise auf mögliche Folgeschäden einer Infektion. Zahlreiche andere Organe und Organsysteme, wie die Lunge, Gehirn, Nieren, Herzmuskel und andere lebenswichtige Organe, werden demnach ebenso befallen. Starke Entzündungen seien auch in ihnen gefunden. Die Nierenexperten, Mikrobiologen und Rechtsmediziner analysierten in ihrer Studie die Autopsie Ergebnisse von 27 an einer Sars-CoV-2-Infektion Verstorbenen. Die höchsten Konzentrationen des Virus pro Zelle fanden sie in den Atemwegen, gefolgt von Niere, Herz, Leber, Gehirn und Blut.

Damit zählt Sars-CoV-2 zu den „Multi-Organ-Virus", das zahlreiche Organe betrifft. Dies könnte eine Erklärung für das mitunter breite Spektrum von Symptomen sein, das sich bei Corona-Infektionen zeigt. Demnach werden nach dem Atemtrakt vor allem auch die Nieren befallen. Dies erkläre nach Ansicht der Wissenschaftler auch die extrem hohe Rate von bis zu 50 Prozent an akutem Nierenversagen bei schweren Covid-19-Verläufen, so die Experten.

Coronaviren reagieren empfindlich auf fettlösende Substanzen wie Alkohole und Tenside, die als Fettlöser in Seifen und Geschirrspülmitteln enthalten sind.

Wenngleich für SARS-CoV-2 hierfür noch keine spezifischen Daten vorliegen, ist es sehr wahrscheinlich, dass durch diese Substanzen die Virusoberfläche beschädigt und das Virus inaktiviert wird.[37]

Nach Einschätzung der Expertinnen und Experten verlaufen vier von fünf Erkrankungen mild. Allerdings ist dies schon sehr von dem Alter, Vorerkrankungen und bisher auch von dem Ort der Personen abhängig. Immer häufiger erhalten wir Nachrichten aus anderen Ländern, bei denen auch jüngere Menschen vom Virus ernsthaft infiziert sind. Denn es gibt auch schwere Verläufe mit Lungenentzündungen, bei denen ein Aufenthalt in einer Klinik notwendig ist oder sogar ein Intensivbett mit Beatmung gebraucht wird.

Wie groß der Anteil derjenigen ist, die aufgrund des Virus sterben, lässt sich derzeit schwer eindeutig sagen. Todesfälle traten bisher in unseren Regionen vor allem bei Patienten auf, die älter waren und/oder zuvor an chronischen Grunderkrankungen litten. Auch sind noch viele Fragen offen.

So fehlt es an verlässlichen Daten, weil die tatsächliche Anzahl erkrankter Menschen unbekannt ist und möglicherweise deutlich höher liegt als die Zahl der gemeldeten Erkrankungsfälle.

---

37   Vgl. www.welt.de/regionales/hamburg/ article207973227/Studie-Coronavirus-befaellt-auch-Nieren-und-andere-Organe.html.

Stark irritierend sind ebenso in diesem Zusammenhand in letzter Zeit auch Meinungen und Hinweise aus den Medien, dass Meldungen von Verstorben diesbezüglich relativiert werden, in denen nun mit Covid-2 infizierte Menschen und einer anderen Vorerkrankung nicht an den Folgen ihrer Infektion, sondern an der Vorerkrankung nun verstorben seien und auch als solche gerechnet werden sollten.

Diesbezüglich würde es sich sicherlich auch lohnen darüber nachzudenken, ob wir zum Beispiel bei den jährlichen Statistiken über Verkehrstote auch dazu übergehen sollten, die Menschen mit Vorerkrankungen nicht als Verkehrstote zu zählen. Wie hier ebenso argumentiert wird, wäre diese dann an ihrem Herzleiden verstorben und nicht am Verkehrsunfall. Wie sollten wir mit der Statistik über Gewaltverbrechen diesbezüglich umgehen?

Außerdem sind bis zum jetzigen Zeitpunkt auch die direkten Überlebenden einer Infektion noch kaum oder gar nicht ausreichend untersucht. So ist mittlerweile bekannt, dass es zu zahlreichen dokumentierten Fällen von Spätfolgen und anderen schwerwiegende Komplikationen gekommen ist. Eine Überlebende einer schwer verlaufenden Infektion berichtete in einer ZDF Talkshow davon[38], dass ihr Ehemann auch noch immer nach seiner überstandenen Coronainfektion unter dem Verlust seines Geschmackssinns leide.

---

38   Susanne Herpold, in der Markus Lanz Show vom 12.08.2020.

Viele Menschen hätten noch nach Wochen und Monate noch schwerwiegende neurologische Ausfälle oder würden an einer Embolie leiden oder gar versterben. Nicht selten werden diese Fälle auch kaum als „Coronafälle" gekennzeichnet oder gar in die Coronastatistik aufgenommen. Die Gefahr hierbei liegt sicherlich darin, dass man über das tatsächliche Ausmaß und den tatsächlichen Wirkungen für den einzelnen Menschen wenig weißt bzw. wir stets auf „Sicht" fahren müssen und gegebenenfalls nicht die richtigen Schlüsse gezogen werden.

Vermutlich benötigt man aber einfach noch ein wenig Zeit, um eine Mehrzahl an wissenschaftlichen Erhebungen und Erfahrungswerte zu sammeln, um verlässliche Empfehlungen und Aussagen zum Schutze im Umgang mit Corona zu geben.

Überall dort, wo der Mindestabstand von 1,5 Metern nicht eingehalten werden kann, beispielsweise in Bussen und Bahnen oder beim Einkaufen, hilft das Tragen einer nicht-medizinischen Alltagsmaske.
Nach den Empfehlungen des Robert Koch-Instituts kann sie das Risiko von Infektionen reduzieren, insbesondere schützt sie andere. Denn auch wer (noch) keine Symptome zeigt, kann möglicherweise mit dem Coronavirus infiziert sein und unwissentlich andere anstecken.

Kleine Kinder und Babys müssen keine Maske tragen, denn sie sind nicht in der Lage, sachgerecht damit umzugehen. Ebenso Menschen mit diagnostizierten Vorerkrankungen, wie zum Beispiel einem starken Atemproblem. Sie können zu ihrem Hausarzt gehen und sich ein Attest darüber ausstellen lassen, dass sie keine Atemmaske aufziehen müssen. Allerdings hört man zunehmend von Fällen, bei denen gerade diese Menschen auf sehr großes Unverständnis von anderen Menschen stoßen. Oftmals dürfen sie dennoch nicht mit Zügen fahren oder werden umgehend aus Geschäften verwiesen, da sich andere Kunden massiv beschweren.

In den letzten Wochen und Monaten wurde schon viel über Gesichtsmasken zum Schutz vor dem Coronavirus diskutiert. Vieles spricht mittlerweile dafür, dass falls schon im Januar 2020 ausreichende Bestände von wirksamen Masken zur Verfügung gestanden hätten, viele Corona Hot-Spots derart nicht verlaufen wären.

Insgesamt hätte man sicherlich dann auch gleich zu Beginn der Pandemie darauf hingewiesen, sich aus-reichend zu schützen. Noch zum jetzigen Zeit-punkt tragen die Mehrzahl von Pflegeheimen in Atemmasken mit eher geringerem Schutzfaktor.

Stark irreführend waren sogar Aussagen von führenden Wissenschaftler, die darauf hingewiesen haben, dass einfache Masken „lediglich" andere vor einer Ansteckung bewahren würden.[39]

Sicherlich ist diese Feststellung ebenso richtig, allerdings gemeint war zuvor sicherlich ebenso gewesen, dass sich nicht nur „ein" Mensch eine solche Maske anzieht, sondern eben alle.

Denn klar war vorher auch schon, dass das Tragen einer Schutzmaske immer noch mehr gegen eine Infektionsausbreitung hilft, als keine Maske zu tragen. Aus diesem Grund trugen Ärzte und Pflegepersonal vor dem Corona-Ausbruch auch Masken bei OP- und anderen medizinischen Bereichen.

Maske ist nicht gleich Maske - die Unterschiede sind groß:
Atemschutzmasken sind aus gehärtetem Papier oder Stoffen und mehrlagig, sie haben Filter und sitzen mit etwas Abstand über Mund und Nase, liegen dabei an den Wangen eng an. Nur diese Masken sind für biologische Bedrohungen wie das SARS-CoV-2-Virus zertifiziert, nur sie schützen sowohl vor Ansteckung als auch vor einer Verbreitung der Viren.

---

39   Vgl. „Was man über Schutzmasken wissen muss - Wir alle müssen sie jetzt tragen. Doch Schutzmasken helfen kaum, uns selbst zu schützen – trägt man sie falsch, kann man sich sogar leichter anstecken." vom 28-04-2020, in: www.quarks.de/ gesellschaft/wissenschaft/was-man-ueber-schutzmasken-in-zeiten-von-corona-wissen-muss/

Man nennt sie "Filtering Facepiece", abgekürzt FFP und teilt sie in Schutzklassen ein.

Die Abkürzung FFP ist vom englischen „Filtering Face Piece" abgeleitet, was so viel wie Atemschutzmaske bedeutet. Die „3" steht für die Schutzklasse 3 und ist die höchste Schutzklasse. Atemschutzmasken jeder Schutzklasse sind für den einmaligen Gebrauch gedacht und somit nach dem Tragen zu vernichten.

- FFP3 Masken schützen vor gesundheitsschädlchem oder giftigem Staub, sowie vor Rauch und Aerosolen. Auch Krankheitserreger kann die Schutzmaske abhalten.

- ihr Gesamtleckage beträgt höchstens 5% und ihre Filterleistung liegt bei 80%.

- Es wird empfohlen sie im Umgang mit Viren, Bakterien oder Pilzen sowie radioaktiven, krebserregenden Stoffen zu nutzen.

- Sie wird beispielsweise in der Chemieindustrie genutzt, wo die Arbeitsplatzbelastung bis zum 30-fachen des Normalwertes überschritten werden kann.

Die nächst niedrigere Schutzstufe nach den FFP3 Masken ist FFP2. Sie können Arbeiter, beispielsweise aus Bergwerken oder aus der Metallindustrie langfristig vor Lungenerkrankungen schützen und somit auch das Risiko darauffolgender, weiterer Erkrankungen der Lunge mindern.[40]

- FFP2 Masken schützen vor Rauch, Aerosolen sowie vor festem und flüssigem Staub, der gesundheitsschädlich sein kann.

- An Arbeitsplätzen an denen diese Art von Schutzmaske getragen wird, darf die Arbeitsplatzbelastung höchstens 10-fach überschritten werden.

- Ihr Gesamtleckage beträgt höchstens 11% und ihre Filterleistung liegt bei 80%.

- Es wird empfohlen sie im Umgang mit gesundheitsschädlichen, atemwegsreizenden und erbgutverändernden Substanzen zu nutzen.

- Den geringsten Schutz bieten Masken der Klasse FFP1. Besonders in der Nahrungsmittelindustrie oder im Bauwesen schützen diese Atemmasken vor Gerüchen oder ungefährlichem Staub.

---

40   Vgl. Empfehlungen des zu Hygienemaßnahmen im Rahmen der Behandlung und Pflege von Patienten mit einer Infektion durch SARS-CoV-2 vom 26.05.2020 in: www.rki.de/DE/Content/InfAZ/N/ Neuartiges_ Coronavirus/Hygiene.html

- FP1 Masken schützen vor ungiftigen Stoffen.

- Sie haben ein Gesamtleckage von höchstens 25% und eine Filterleistung von 80%.

- Diese Masken werden getragen wenn der Arbeitsplatzgrenzwert nicht höher als das 4-fache ist.

- Ihr Einsatz wird im Umgang mit atemwegsreizenden oder stark riechenden Stoffen empfohlen.

2.3   Gibt es bereits Wirkstoffe gegen Corona?

Derzeit gibt es noch kein spezifisches Medikament gegen Covid-19, der durch das neuartige Coronavirus ausgelösten Krankheit. Viele Forscherinnen und Forscher arbeiten unter Hochdruck daran, eine wirksame Therapie gegen Covid-19 zu entwickeln. In der Diskussion um entsprechende Medikamente sind auch verschiedene Wirkstoffe, die aus der Bekämpfung anderer Virus-Erkrankungen bekannt sind. So werden verschiedene Therapieansätze, darunter experimentelle Wirkstoffe und bereits zugelassene Medikamente, derzeit im Rahmen von Studien geprüft und es gibt hier und da auch schon Grund einen gewissen Optimismus zu haben. Doch der große Durchbruch steht noch aus. [41]

So forscht das Ingelheimer Pharma-Unternehmen Böhringer mit 30 weiteren Unternehmen an ein Medikament zu sogenannten virusneutralisierende Antikörper. Allerdings geht man dvon aus, dass es etwa fünf Jahre dauern wird, ehe ein derartiges Medikament auf den Markt kommt.[42]

---

41   Vgl. „Corona-Pandemie - Diese Medikamente werden gegen Covid-19 getestet" vom 31.05.2020, in: www.swr.de/wissen/ corona-covid-19-diese-medikamente-werden-getestet-100.html
42   Vgl. www.wz.de/panorama/wissenschaft/forscher-wollen-suche-nach-corona-medikament-buendeln_aid-52830877. Vom 18.08.2020.

Eine weitere sehr große Studie, an der sich mehrere Länder beteiligen, ist die Studie der namens "Solidarity". Die Studie will vier Therapien mit verschiedenen Wirkstoffen an Tausenden Patienten im großen Stil testen lassen.

Ziel ist es, belastbare Daten zu sammeln, wie sinnvoll die am häufigsten eingesetzten Wirkstoffe sind und ob manche davon nicht künftig ausgeschlossen werden sollen. Forscherinnen und Forscher in Deutschland beteiligen sich an dieser Mega-Studie und übernehmen koordinierende Funktionen.

Wer die Krankheit durchlebt hat, ist erst einmal immun gegenüber dem Virus. Viele Krankheitsverläufe sind kaum zu spüren oder nur schwer von einem grippalen Infekt zu unterscheiden. Daher kann es gut möglich sein, dass bereits deutlich mehr Menschen als bekannt gegenüber dem neuartigen Coronavirus SARS-CoV-2 immun sind.

Der Grad der Immunisierung in der Bevölkerung aber kann wichtige Informationen zum Infektionsgeschehen liefern. Außerdem ist es für Mitarbeiterinnen und Mitarbeiter in der Pflege und im Gesundheitswesen wichtig zu wissen, ob sie bereits immun sind.

Denn wer immun ist, kann weder sich noch andere anstecken. Allerdings warnt derzeit noch die Weltgesundheitsorganisation (WHO) davor, dass es zurzeit noch keine ausreichenden Beweise dafür gibt, dass Menschen sich nach einer Infektion erholt und ausreichende Antikörper gebildet hätten. Dennoch ist es zumindest als sehr wahrscheinlich, dass man nach überstandener Infektion eine gewisse Zeit immun ist.

Das zeigten die Erfahrungen der vergangenen Jahren mit anderen Coronaviren aus der Vergangenheit. [43]

Verschiedene Firmen und Institutionen arbeiten derzeit an einem Test, um den Gehalt von Antikörper gegen das Virus messen zu können. Bisher allerdings konnte kein sichereres Testverfahren entwickelt werden um zuverlässig die Antikörper gegen das neue Coronavirus SARS-CoV-2 bestimmen zu können. Die gängigen Testverfahren, die es bisher gibt schlagen allerdings nicht nur bei SARS-CoV-2 an, sondern auch bei anderen älteren Coronaviren mit positiven Testergebnissen an. Ersten Studien nach bilden Erkrankte auch mit einer Covid-19 Infektion Antikörper. Dafür sprechen nicht zuletzt Erfahrungen mit anderen den älteren Coronavirenstämmen.

---

43   Vgl. Immunität nach Corona: Drei wichtige Fragen. 31.05.2020, in: www.rnd.de/wissen/immunitat-nach-corona-drei-wichtige-fragen-OQT4DT72NVDDFO4B357TSJCPRA.html.

Noch ist allerdings nicht klar, wie lange diese Immunität anhält. Bei früheren Coronaviren hat sich ein Zeitraum von einigen Jahren herausgestellt. Nach Ansicht des Virologen Christian Drosten von der Berliner Charité lautet:

Zumindest für die Dauer der Pandemie dürfte eine Immunität nach einer überwundenen Infektion bestehen.

Wahrscheinlich ist das auch für die Zeit noch darüber hinaus. Wer einmal krank war, ist also zumindest zunächst nicht mehr gefährdet.[44]

Die serologischen Tests (ELISA) weisen mögliche Antikörper im Blut von Menschen nach, die das Immunsystem gegen das Virus aktiviert haben. Diese Tests erfassen aus diesem Grund nicht das Virus selbst, sondern die Reaktion des menschlichen Immunsystems auf den Erreger.

Das Immunsystem fängt an zu arbeiten, wenn das Virus in den Körper eindringt und bildet schon nach wenigen Tagen Antikörper. Diese Antikörper können im Blut gut nachgewiesen werden und können ein Hinweis auf eine überstandene Erkrankung sein.

---

44   Vgl. Die Welt vom 24.04.2020, in: www.welt.de/vermischtes/article207496583/Coronavirus-Hinweise-auf-Immunitaet-durch-Vorerkrankung.html.

Allerdings ist die Reaktion des Immunsystems nach einer Infektion nicht immer die Gleiche. Der menschliche Körper reagiert da auch recht unterschiedlich. Laut der Aussage des Immunologen Prof. Joachim Schultze[45] reagiert es ähnlich wie bei einem Tumorpatienten, als sei das Immunsystem falsch programmiert. Bei Menschen mit guten Krankheitsverläufen reagiert das Immunsystem deutlich besser und auch mit einer zielgerichtener Antwort. Ebenso gebe es mittlerweile Hinweise, dass Kokortikoide, wie Dexamethason, sehr hilfreich gegen einige gefährlichen Symptomen des Corona-Virus seien.

Auf diesen Grundlagen wird nun mittlerweile ebenso an der Frage geforscht, ob Blutserum von bereits Infizierten nach erfolgreicher Überwindung der Erkrankung genügend Immunabwehr aufgebaut hat.

Dieses muss vor einer Serumabnahme getestet werden, denn nicht alle haben den ausreichenden Immunabwehrspiegel um mit diesem Serum anderen wiederum in einer ernsthaften verlaufenden Corona Erkrankung zu helfen.

---

45   Prof. Joachim Schultze, Zentrum für Neurogenerativer Erkrankungen Bonn, in: „Was macht Covid-19 mit dem Immunsystem. Corona nachgehakt-phönix vom 07-09-2020.

Das Blutserum mit ausreichender Immun-abwehr kann dem anderen noch in einem ernsthaften Erkrankungs-verlauf von Corona durch die zuvor gebildeten Immunabwehr helfen.

Die Forschungen hierfür sind allerdings noch nicht ganz abgeschlossen, aber können schon jetzt vorsichtigen Optimismus zu verbreiten.[46]

So hat die US Regierung am 24.08.2020 per Notfallgenehmigung der Lebens- und Arzneimittelbehörde (FDA) die Behandlung von Infizierten durch Blutplasma von bereits Genesenen genehmigt.

„Bei der sogenannten Immunplasma-Therapie bekom-men Patienten Plasma von Menschen, die nach einer natürlichen Infektion Antikörper gebildet hatten. Plasma wird seit über 100 Jahren genutzt und gilt als sicher für Patienten. Bislang noch unklar ist aber, wie wirksam Plasma tatsächlich ist, um die Covid-Sterblichkeitsrate zu senken."[47]

---

46   Vgl./www.uk-erlangen.de/presse/pressemitteilungen/-ansicht/detail/therapie-fuer-coronapatienten/; vom 05.04.2020.

47   Handelsblatt am 24.08.2020: https://www.handelsblatt.com/dpa/wirtschaft-handel-und-finanzen-us-regierung-erlaubt-covid-19-behandlung-mit-blutplasma-genesener/26120946.html?ticket=ST-2150646-c3fEx7C6fRbdm72HFbTj-ap5

Im Allgemeinen sind die heute zur Verfügung stehen Antikörper-Tests lediglich für den Gebrauch durch Fachpersonal vorgesehen. Wenngleich es mittlerweile auch einfachere Antikörper-Tests für die breite Bevölkerung gibt.

Diese sind zwar weniger zuverlässig, aber durch eine breitere Testung der Bevölkerung gehen derzeitig führende Epedemienologen davon aus, dass es insgesamt zu einer besseren Nachverfolgung der bereits Infizierten kommt. Man erhofft sich dadurch, bald wieder auch größere Veranstaltungen mit mehr Menschen abhalten zu können. Die einfacheren Tests liefern in einer kürzeren Zeit Ergebnisse.

Das Testprinzip basiert auf der Erkennung von IgM- und IgG-Antikörpern, die gegen das SARS-CoV-2-Virus gerichtet sind. IgM-Antikörper werden in der Frühphase einer Infektion gebildet; im späteren Verlauf erfolgt ein Klassenwechsel zu IgG-Antikörpern.

Die Immunabwehr des menschlichen Körpers benötigt in der Regel Zeit um auf eine durch den SARS-Covid-2 Virus ausgelösten Corona Erkrankung zu antworten. Dies kann je nachdem recht unterschiedlich sein. Frühestens eine Woche nach Erkrankungsbeginn sind Antikörper nachweisbar, in der Regel sogar erst nach 14 Tagen.

Je länger der Beginn der Infektion zurückliegt, desto mehr Antikörper sind vorhanden und desto aussagekräftiger ist somit ein Test. Allerdings sehen Experten die Gefahr, dass sich falsch-positive Ergebnisse bei diesen Antikörpertests nicht mit Sicherheit ausschließen lassen, da sogenannte Kreuzreaktionen auftreten können: Es werden Antikörper nachgewiesen, die sich nicht auf das neue Coronavirus SARS-CoV-2, sondern auf ein bereits bekanntes Coronavirus beziehen.

"Nahezu alle Antikörpertests könnten falsch-positive Signale liefern, wenn der Patient kürzlich mit einem Erkältungs-Coronavirus infiziert war", mahnte etwa der Virologe Christian Drosten von der Berliner Charité in seinem NDR-Podcast. Fünf bis 15 % aller Erkältungskrankheiten werden durch ein Coronavirus ausgelöst. Es besteht also die Möglichkeit nach Ansicht von Prof. Dr. Drosten, dass Getestete sich und andere in falsche Sicherheit wiegten. Sie zeigten zwar Antikörper auf, aber für ein anderes Coronavirus als den für diese Pandemie verantwortlichen Coronavirus SARS-Covid-2 Virus.[48]

---

48   Vgl. Eva Grossert: „Coronavirus: Was können die Antikörper-Test für Zuhause? 20.05.2020: web.de/magazine/ gesundheit/coronavirus-antikoerper-tests- zuhause-34712280

Im Übrigen möchte ich zum Schluss dieses Abschnittes auch darauf hinweisen, dass es übrigens zahlreiche körperliche Übungen und Aktivitäten gibt, die bei der Prophylaxe wie auch zur bei akuter Infektion zur Vorbeugung wie auch zur besseren Überwindung gibt. Zum Beispiel allgemein körperliche Bewegung und sicherlich auch eine gesunde Ernährung. In diesem Zusammenhang sollte man nicht missachten, dass das Wasser zur Herstellung von sogenannten „Gerstensaft" bzw. „Bier" meist aus frischem Quellwasser besteht und daher nicht selten schon auch kleinste Mengen an Silber vorweisen kann. Dies zählt auch für den gegorenen Saft aus Trauben. Diesem darf sogar noch Silber hinzu geführt werden, um den Wein zu entschwefeln, zumindest in einer geringen Menge an Silber:

„Ebenso kann es bei der Herstellung von Wein auch hinzu geführt werden, falls im Wein selbst durch den Lagenanbau nicht schon ein gewisse Silbergehalt in den Trauben vorhanden ist. Hier wird vornehmlich Silberchlorid, um zum Beispiel Schwefel aus dem Wein zu bekommen, verwendet. Dabei darf allerdings der Silbergehalt 0,1 mg je Liter nicht überschritten werden. Somit ist die zulässige Höchstmenge 5 Gramm Silber je Hektoliter."[49]

---

[49]   Vgl. Rechtsverordnungsvorschrift für Obstweinherstellung Österreich: StF: BGBl.II 18/2014; Änderung BGBl.II 184/2018, S.6.

Diesbezüglich wäre auch vermutlich zu untersuchen in wie weit zum Beispiel eher bildungsferne Gesellschaftsschichten in Bezug auf ihre Ernährung und die Einnahme von zuckerhaltigen Brausegetränke im Vergleich zu anderen ernährungsbewussten Schichten, die Beispielsweise mehr Wert auf trinken von Mineralwasser legen, von dem Coronavirus betroffen sind. Aber auch das Spielen von Blasinstrumenten und alle Tätigkeiten, die dazu beitragen können die eigene Lunge zu stärken oder auch noch das Atemzugvolumen der Atmung zu steigern sind hier gute Vorkehrungsmaßnahmen.

2.4 Welche Desinfektionsmittel helfen?

Generell nimmt die Infektiösität von Coronaviren auf unbelebten Oberflächen in Abhängigkeit von Material und Umweltbedingungen wie Temperatur und Feuchtigkeit ab. Für SARS-CoV-1 konnte gezeigt werden, dass das Virus bis zu 6 Tage auf bestimmten Oberflächen infektiös bleibt jedoch auf Papier und andern porösen Materialien schon nach wesentlich kürzerer Zeit inaktiviert wird. Ähnliche Eigenschaften des SARS-CoV-2 zeigten US- Laborexperimente um Neeltje van Doremalen der US-National Institutes of Health: [50]

---

50   Neeltje van Doremalen u.a., in: www.medrxiv.org/content/ 10.1101/2020.03.09.20033217v1.full.pdf ; 10.03.2020.

Generell kann bei niedrigen Temperaturen von einer längeren Infektiösität des Virus ausgegangen werden. Auch in biologischen Sekreten (bei Anschmutzung) ist davon auszugehen, dass das Virus länger stabil bleibt.

Eine Kontamination der Oberflächen in der unmittelbaren Umgebung von infizierten Personen ist nicht auszuschließen. Nachweise über eine Übertragung durch Oberflächen im öffentlichen Bereich liegen jedoch bisher nicht vor. In diesem Zusammenhang wird auch darauf hingewiesen, dass die konsequente Umsetzung der Händehygiene die wirksamste Maßnahme sei. Dies gilt auch für Oberflächen, welchen antimikrobielle Eigenschaften zugeschrieben werden, da auch hier Sekrete und Verschmutzungen mechanisch entfernt werden sollen. Coronaviren sind behüllte Viren und relativ stark empfindlich gegen viele Desinfektions-mittel. Für die Desinfektion können Mittel mit nachge-wiesener Wirksamkeit gegen behüllte Viren („begrenzt viruzid") verwendet werden. Die Anwendung von alkoholbasierten Produkten ist aus Brandschutzgrün-den auf kleine Flächen zu beschränken.[51]

Allerdings sind nicht alle gängigen Desinfektionsmittel gegen das Corona Virus wirksam.

---

51   Vgl. www.rki.de/DE/Content/InfAZ/N/Neuartiges_Coronavirus/
Reinigung_Desinfektion.html, Stand 04.04.2020.

Das Deutsche Ärzteblatt weißt darauf hin, dass man auf den in der Medizin altbewährten Alkohol, also Ethanol, zurückgreifen sollte, da man hier bei der Desinfektion am sichersten verfährt:

„Alkohol-Wasser-Gemische zur hygienischen Händedesinfektion auf Basis von 70% v/v 2-Propanol oder 80% Ethanol sind bei einer Einwirkzeit von 30 Sekunden und einem Volumen von 3 ml ausreichend wirksam gegen Bakterien und Coronaviren."[52]

Coronaviren reagieren tatsächlich auf Ethanol:

„Viren, deren Erbgut von einer Fettschicht umhüllt ist, reagieren empfindlich auf fettlösende Substanzen wie Alkohole oder Tenside. Wenngleich für Sars-CoV-2 hierfür noch keine spezifischen Daten vorliegen, ist es hoch wahrscheinlich, dass durch diese Substanzen die Virusoberfläche beschädigt und das Virus inaktiviert wird."[53]

Daraus könnte man im Allgemeinen leichtfertig die irreführende Vorstellung ableiten, dass man sich vor und während einer Infektion mit SARS-Covid-2 Viren auch durch das Gurgeln von 80% Rums,

---

52 Vgl. „Nicht alle Rezepturen zur Desinfektion sind für den ambulanten und stationären Bereich geeignet", 18.03.2020, in: https://www.aerzteblatt.de/nachrichten/111133/Nicht-alle-Rezepturen-zur-Desinfektion-sind-fuer-den-ambulanten-und-stationaeren-Bereich-geeignet.
53 Vgl. www.bfr.bund.de/cm/343/kann-das-neuartige-coronavirus-ueber-lebensmittel-und-gegenstaende-uebertragen-werden.pdf, vom 27.05.2020.

Vorsorge und Schutz des Rachenraumes betreiben könnte. Doch ist dies nicht wirklich zu empfehlen, da hier zumindest nach einem längeren Zeitraum mit anderen Problemen zu rechnen ist. Insbesondere da mittlerweile davon auszugehen ist, dass auch Organe wie die Leber durch das Coronavirus schwer beeinträchtigt werden und davon auszugehen ist, dass es mit derartig hochprozentigen Alkohol zu un- überwindbare Komplikationen kommen kann. [54]

Viel hilfreicher erscheint es da wohl sich den Mund-Rachen-Raum mit bekannten Mundwassern zu spülen. So empfiehlt Professor Klaus-Dieter Zastrow, dass Betroffene mit einem Schleimhaut-Desinfektions- mittel zu gurgeln. Dieses hätte zur Folge, dass die Viruslast im Rachenraum sich vermindere. Somit wäre es wahrscheinlicher, dass ein Infektionsverlauf weni- ger schwierig verlaufe. Besonders empfehlen die Ex- perten eine solche Mundspülung nach dem Besuch einer Bar oder nach einer Fahrt in öffentlichen Ver- kehrsmitteln. Vorstellbar sei sicherlich ebenso, dass man stets ein kleines Flächen davon dabei hat und sich mehrmals zwischenzeitlich den Mund ausspült.[55]

---

54   Vgl. Nico Scheck in: „Eine Schnapsidee" in:
www.fr.de/wissen/alkohol-corona-coronavirus-covid-19-sars-cov-2-
krankheit-massnahmen-schutz-zr-13605934.html vom 26.03.2020.
55   Helfen Mundspülungen gegen eine Infektion mit dem
Coronavirus? 18.09.2020 in: www.swp.de/panorama/corona-gurgeln-
mundspuelung-mundloesung-rachen-viren-virus-verhindern-ansteckung-
studie-professor-berlin-bild-51452278.html.

Eine neue klinischen Studie aus Berlin kommt zu ähnlichen Schlüssen. Demnach vermindere das Gurgeln tatsächlich eine Infektiosität. Sie testeten die Wirkung und kamen zum Schluss, dass zumindest drei (Dequonal, Iso-Betanine Mundwasser und Listerine Cool Mind) der acht Mundspüllösungen die Ansteckungsfähigkeit der Viren um das Dreifache des Ausgangswertes reduzierten.[56]

„Das kennen viele von einer Zahn-OP. Davor muss man ungefähr eine Minute lang mit einer Lösung gründlich den Mund spülen. Dadurch werden Viren, Bakterien und Pilze abgetötet. Das funktioniert offenbar auch bei Corona-Viren!"[57]

Dennoch weißen die Wissenschaftler auch daraufhin, dass die Mundspülung kein Allheilmittel sei. Denn es könnte sein, dass nicht alle Viren tatsächlich weg sind und es dennoch zu einer Covid Erkankung kommen kann. Aber diese könne tatsächlich milder verlaufen.

Die Alltagsmaske, gründliches Händewaschen und Mindestabstand zu anderen bleiben unberührt davon.

---

56   Vgl. Toni Louise Meister u.a., *The Journal of Infectious Diseases*, Volume 222, Issue 8, 15 October 2020; 1289–1292, https://academic.oup.com/jid/article/222/8/1289/5878067

57   Vgl. www.mdr.de/brisant/mundspuelung-gegen-corona-100.html

3.   Chemische Grundlagen

Molekülstrukturen kann man unmittelbar begreifen, auch wenn man die ausgeklügelten Methoden, mit denen sie erforscht werden, nicht genauer kennt. Moleküle lassen sich als eine Vereinigung unterschiedlicher, in definierter Weise verknüpfter Atome ansehen.

1803 wies Dalton[58] darauf hin, dass chemische Verbindungen immer in bestimmten Verhältnissen miteinander reagierten, was sich dadurch erklären lasse, dass die Atome sich zu bestimmten Einheiten,

den sogenannten „Molekülen", zusammenschließen. Die Hauptpostulate der Daltonschen Theorie sind:

1. Elemente bestehen aus extrem kleinen Teilchen: den Atomen. Alle Atome eines Elements

sind gleich und die Atome verschiedener Elemente unterscheiden sich.

2. Bei chemischen Reaktionen werden Atome miteinander verbunden oder voneinander getrennt.

Dabei werden nie Atome zerstört oder neu gebildet und kein Atom eines Elementes wird in das eines anderen Elementes verwandelt.

---

58   John Dalton (1766-1844):Physiker und Chemiker.

3. Eine chemische Verbindung resultiert aus der Verknüpfung der Atome von zwei oder mehr Elementen. Eine gegebene Verbindung enthält immer die gleichen Atomsorten, die in einem festen Mengenverhältnis miteinander verknüpft sind.[59]

Zunächst meinte man, der Atomkern bestehe aus Elektronen und positiv geladenen Teilchen unterschiedlicher Anzahl. Die positiv geladenen Teilchen nennt man Protonen (nach griechisch: protoi, „die ersten"; hielt man sie doch für elementare Bausteine der Materie).

Doch 1932 entdeckte ein Kollege Rutherfords[60] in Cambridge, Chadwick, zufällig, dass der Kern noch ein anderes Teilchen enthält: Das Neutron, das fast die gleiche Masse hat wie ein Proton, aber keine elektrische Ladung. Chadwick erhielt für seine Entdeckung den Nobelpreis.

Eine der großen Errungenschaften der Chemie war die Erkenntnis, dass alle Dinge dieser Welt, sei es ein Felsbrocken, ein Glas, Wasser oder ein Baum, aus nicht mehr als rund einhundert Elementen zusammengesetzt sind.

---

59   Vgl. Mortimer, Charles E. Organische Chemie.1987, S. 16.
60   James Chadwick, (1891-1974). Physiker.

Die Elemente, zu denen beispielsweise Wasserstoff, Kohlenstoff, Sauerstoff und Kupfer gehören zeichnen sich dadurch aus, dass sie weder durch Erwärmen, Brennen, Kochen oder die Behandlung mit Säuren noch durch irgendeine der anderen Methoden, die der Chemiker zur Stoffumwandlung heranzieht, in einfachere Stoffe gespalten werden können. Physiker haben jedoch aggressivere Verfahren entwickelt. Mit speziellen Teilchenbeschleunigern gelang es ihnen, auch die Elemente zu zerlegen-in Elektronen und in Protonen und die anderen Elementarteilchen der Natur. Für die Zwecke des Chemikers, nämlich die Erforschung unserer stofflichen Umwelt, genügen die knapp einhundert Elemente des Periodensystems.

Die Auswahl der Elemente für den Aufbau lebender Organismen auf der Erde wurde durch die Zusammensetzung der Erdkruste und -atmosphäre bestimmt. Während Sonnensystem und Weltall zu rund 99% aus Wasserstoff und Helium bestehen, kommen in der Erdkruste praktisch kein Helium und nur 0,22% Wasserstoff vor. Löffler und Petrides fassen hierzu zusammen:

„Mehr als 98% der Atome der Erdkruste werden von nur 8 Elementen gestellt: Sauerstoff (47%), Silicium (28%), Aluminium (7,9%), Eisen (4,9%), Calcium (3,5%), Natrium (2,5%), Kalium (2,5%) und Magnesium (2,2%).

Von diesen 8 Elementen sind jedoch nur 5 (kursiv) in größeren Mengen im menschlichen Organismus enthalten. Dabei überwiegen Wasserstoff (63%) und Sauerstoff (25,5%). Es folgen Kohlenstoff (9,5%), Stickstoff (1,4%) und Calcium (0,31%).

Die nach dem heutigen Stand der Forschung für Säugetiere erforderlichen übrigen 19 Elemente machen zusammen ca. 0,4% der Atome der Organismen aus."[61]

Eine Kombination von Elementen nennt man Verbindung. Wasser beispielsweise setzt sich aus einem Teil Sauerstoff und zwei Teilen Wasserstoff zusammen und stellt für den Chemiker das Wasser-Molekül, als chemische Formel, H_2O notiert, dar. Im Mittel liegt die Relation von Gold und Silber in der Erdkruste demnach bei 1 zu 15. Da die Dichte der Erdkruste 2,7 Tonnen pro m^3 beträgt, kommen hierin somit 25 Mrd. Tonnen Gold und 375 Mrd. Tonnen Silber vor.[62] Die vier Elemente - Wasserstoff, Kohlenstoff, Sauerstoff und Stickstoff-,[63] die am Aufbau der Moleküle, die in der Natur vorkommen, am häufigsten beteiligt sind, besitzen Ordnungszahlen von 1, 6, 7 und 8.

---

61   Löffler, Georg und Petro E. Petrides. Lehrbuch der medizinischen Biochemie und Pathobiochemie für Studierende und Ärzte: 1990, S. 27.

62   Tabelle von Rutherford, „Vorkommen der Elemente in der Erdkruste"; aus: www.uniterra.de/rutherford/tab_hauf.htm.

63   Stickstoff kann auch mehr Bindungen eingehen.

Ihre elementare Bedeutung haben sie wahrscheinlich deshalb erlangt, weil sie die kleinsten und leichtesten Elemente sind, die durch Aufnahme von maximal 1 (Wasserstoff), 2 (Sauerstoff), 3 (Stickstoff) 6 oder 4 (Kohlenstoff) Elektronen stabile Elektronenkonfigurationen ausbilden können.

Ein Molekül kann sein einsames Elektronenpaar in ein Atom eines anderen Moleküls bohren und dabei entweder eine neue Bindung knüpfen oder sogar ein vorher gebundenes Atom aus dem Zielmolekül herausdrängen. Aus diesem Grund signalisieren einsame Elektronenpaare oftmals eine besondere chemische Reaktionsfähigkeit. Für den stechenden Geruch von Ammoniak sind sie ebenso mitverantwortlich dafür, dass Wasser für viele Stoffe ein solch gutes Lösungsmittel ist. Atome können nicht in beliebiger Anzahl und räumlicher Anordnung zusammentreffen;

vielmehr verbinden sie sich mit den Atomen eines anderen (oder auch des gleichen) Elementes nur auf ganz bestimmte Art und Weise. Der Grund für diese Einschränkung liegt nach Atkins in den Eigenschaften der Elektronen und deren Anordnung um die verschiedenen Atomkerne und schreibt hierzu:

„Für unsere Zwecke genügt es zu wissen, dass die Verknüpfung oder Bindung eines Moleküls darin besteht, dass ihnen ein Elektronenpaar gemeinsam angehängt. Diese Vorstellung, die erstmals zu Beginn dieses Jahrhunderts von dem Chemiker G. N. Lewis formuliert wurde, hat mit nur geringen Änderungen im Detail selbst der strengen quantenmechanischen Überprüfung standgehalten."[64]

Danach schweben gleichsam die Bindungen zwischen den Atomen und wirken wie elektrostatischer Leim zwischen den Atomkernen. Vereinfacht dargestellt: Jede Bindung in einem Molekül besteht aus mindestens einem gemeinsamen Elektronenpaar.

Es kommen auch Doppel- bzw. Dreifachbindungen mit entsprechend zwei oder drei gemeinsamen Elektronenpaaren vor. Die Anzahl von Bindungen also, die ein Atom mit anderen Atomen eingehen kann, hängt von der Anzahl der Elektronen ab, die es mit seinen Nachbarn teilen kann.

Die Regeln hierfür, die sich erklären lassen, wenn man die Struktur der Atome eingehender untersucht, lauten wie folgt. Gewöhnlich bildet ein Wasserstoffatom nur eine Bindung:

---

64   Atkins, Peter W.Moleküle. Die chemischen Bausteine der Natur. 1988, S. 14.

☐ ein Sauerstoffatom zwei Bindungen

☐ ein Stickstoffatom drei Bindungen

☐ ein Kohlenstoffatom vier Bindungen.

Wenn man die Struktur eines Moleküls darstellen will ohne ein räumliches Modell zu zeigen, gibt man eine einfache Bindung gewöhnlich durch einen kurzen Strich (-) zwischen den chemischen Symbolen der jeweils miteinander verknüpften Atome wieder. Die Bindung zwischen einem Wasserstoff- und einem Chloratom im Chlorwasserstoffatom wird also H-Cl geschrieben.

Einige Atome können mehr als eine Bindung mit anderen Atomen eingehen. Wenn beispielsweise ein Kohlenstoffatom und ein benach-bartes Sauerstoffatom zwei gemeinsame Elektronen-paare besitzen, dann liegt zwischen den beiden Atomen eine Doppelbindung. Diese wird als C=O notiert. Schließlich kann ein Atompaar auch drei gemeinsame Elektronenpaare aufweisen; die beiden Atome sind dann durch eine Dreifachbindung verknüpft, wie sie im Blausäuremolekül H-C≡N vorliegt.

3.1 Die Chemie des Elements Silbers

Silber ist ein chemisches Element aus der Gruppe der Übergangsmetalle mit dem von der lateinischen Bezeichnung abgeleiteten Elementsymbol Ag (Argentum: Silber) und der Ordnungszahl 47. Das Edelmetall ist in reinem Zustand weich, weiß, polierbar sowie charakteristisch weiß-glänzend und weist die höchste elektrische Leitfähigkeit, beste Wärmeleit-fähigkeit und das stärkste Licht-Reflektionsvermögen aller Metalle auf, begründet in dem Vorhandensein eines einzelnen Elektrons in der äußersten Schale, das frei beweglich ist und nicht mit der gefüllten d-Unterschale wechselwirkt. Identifikations-Merkmal für das Ag-Atom - und somit für das Element Silber - ist das Vorhandensein von 47 Protonen im Atomkern; man nennt diese Zahl Kernladungszahl oder Protonenzahl und sie entspricht der Ordnungszahl, die wiederum die Stellung des Silbers im Atomkern bestimmt. Im ungeladenen und damit elektrisch neutralen Ag-Atom befinden sich zudem 47 Elektronen in der Elektronenhülle.

Systeme die ein Metall und eine wässrige Lösung eines ihrer Salze enthalten werden als Halbelemente (Halbzellen) bezeichnet.

Werden zwei dieser Halbzellen leitend über einen Stromverbraucher miteinander verbunden, so kann die elektrische Energie der Zelle genutzt werden.

$$Cu^{2+} + Fe \rightarrow Cu + Fe^{2+}$$

Je nach Art des Metalls ist das Bestreben in Lösung zu gehen groß (unedle Metalle, negatives Potenzial) oder weniger groß (edle Metalle, positives Potenzial). Werden die Metalle nach ihren Potenzialen geordnet, so stellt diese Reihung eine elektrochemische Spannungsreihe dar. Das Potenzial des Vorganges

H+ + e- $\rightarrow$ ½ H wird dabei als Bezugsgröße willkürlich Null Volt gesetzt.

Wird ein unedles Metall in die wässrige Lösung eines edleren, rechts von ihm in der Spannungsreihen stehenden Metalls getaucht, so scheidet sich das edlere Metall ab, das unedlere Metall geht in Lösung.

Daraus folgt: taucht man einen Eisennagel in eine wässrige Lösung von Kupfer(II)-sulfat, überzieht sich der Nagel nach einer Weile mit einer kupferfarbenen Schicht.

Die kupferfarbene Schicht zeigt an, dass sich auf dem Eisennagel elementares Kupfer (Cu) abscheidet. Dazu müssen die zweifach positiv geladenen Kupfer-Ionen der Kupfer(II)-sulfatlösung zwei Elektronen aufgenommen haben (Reduktion).

Elektronenaufnahme (Reduktion):

$$Cu^{2+} + 2e^- \rightarrow Cu$$

Elektronenabgabe (Oxidation):

$$Fe \rightarrow Fe^{2+} + 2e^-$$

Die Eisenatome geben in dieser Reaktion Elektronen ab, sobald sie mit Kupfer-Ionen in Kontakt kommen.

$$Cu^{2+} + Fe \rightarrow Cu + Fe^{2+}$$

Taucht man umgekehrt einen Kupferstab in eine Eisensulfatlösung, findet keine Reaktion statt.

Die Ursache dafür liegt in der Oxidierbarkeit der Metalle. Kupfer ist edler als Eisen und damit nicht so leicht zu oxidieren. Das Eisen gibt leichter Elektronen ab und wird damit einfacher oxidiert als das Kupfer.

Das Bestreben der Kupferatome, Elektro-nen abzugeben, ist im Verhältnis zu Eisenatomen geringer.

Kupferatome geben daher keine Elektronen an Eisen-Ionen ab.

Taucht man dagegen einen Kupferstab in eine Silbernitratlösung, scheidet sich Silber ab.

Es erfolgt jedoch keine Reaktion, wenn ein Silberstab in eine Kupfersulfatlösung eintaucht. Silber ist edler als Kupfer. Daher vollzieht sich kein Elektronenübergang zwischen Silberatomen und Kupfer-Ionen.

Die Metalle Silber, Kupfer und Eisen können aufgrund dieser Reaktionen mit den Metallsalzlösungen geordnet werden.

Silberatome haben von den genannten Metallen das geringste, Eisenatome das größte Bestreben, Elektronen abzugeben.

Durch weitere Versuche mit anderen Metallen und ihren Salzlösungen ist es möglich, die Reihe zu erweitern. Es ergibt sich die bereits oben erwähnte Redoxreihe (elektrochemische Spannungsreihe) der Metalle.

Zu einer Redoxreaktion zwischen Metall-atomen und Metall-Ionen kommt es immer dann, wenn ein Metallatom mit einem in der Redoxreihe rechts von ihm stehenden Metall-Ion in Kontakt kommt. Dabei gehen die Elektronen immer von den Atomen des unedleren Metalls auf die Ionen des edleren Metalls über. Dieser Übergang der Elektronen bildet die Grundlage für die Stromerzeugung in Batterien.

Legen Sie das Silberbesteck mit Stücken von Alufolie in eine Schüssel. Geben Sie 2 Esslöffel Salz sowie kochendes Wasser dazu und lassen Sie alles für 2 Minuten einwirken. Spülen Sie das Besteck anschließend gründlich mit klarem Wasser ab.

Selbstverständlich geht diese Reinigung auch, wenn sie das Silberbesteck in Aluminiumkochtopf mit Salzwasser (NaCl) geben und es kurz erwärmen.

3.2 Die Natur und die Naturwissenschaften

Chemie, Physik und Biologie sind Naturwissenschaften, die im Allgemeinen gegeneinander abgegrenzt werden. Etwas vereinfacht lässt sich sagen: Die Biologie ist die Wissenschaft des Lebendigen, die Physik ist die Lehre von den Zuständen und den Zustandsänderungen und die Chemie untersucht Stoffe und stoffliche Veränderungen.

Heute weiß man, dass eine scharfe Trennung der drei Fächer wenig sinnvoll ist. Viele Erscheinungen der Natur lassen sich nicht ausschließlich einem der drei Fächer zuteilen. Ein Chemiker im Laboratorium muss oft mehr physikalische Tätigkeiten ausüben als solche, die nur „chemischer Natur" sind.

Gemeinsam ist den Naturwissenschaften die Beschäftigung mit der Stoffwelt. Alle Dinge der Natur und Technik bestehen aus einem oder gar vielen Stoffen.

Die meisten Gegenstände des täglichen Lebens sind aus einem oder mehreren Stoffen gefertigt, deren Stoffnamen wie z.B. Holz, Glas, Eisen, Papier oder Sauerstoff und Nicotin, feste Begriffe sind.

Wer ein Buch ergreift, hält Moleküle in der Hand. Wer Kaffee trinkt, nimmt Moleküle zu sich. Bestaunt man die Farbe einer Orchidee oder die Gestalt einer Landschaft, so bewundert man Moleküle.

Genießt man Speisen und Getränke, erfreut man sich an Molekülen. Wir bekleiden uns mit Molekülen, wir essen sie und wir scheiden sie aus. Wir bestehen aus Molekülen. Doch gilt diese Betrachtungsweise allerdings vor allem für Chemiker, die Stoffe und stoffliche Veränderungen wahrnehmen und im Allgemeinen wenige sozio-kulturelle und sozio-gesellschaftliche Problemstellungen berücksichtigen. Stoffe stellen für den Chemiker in erster Linie Molekülstrukturen dar, die Stoffumwandlungen beschreiben. Ebenso sind Moleküle sind charakteristische Anordnungen von Atomen.

Salze (auch als Ionenverbindungen bezeichnet) sind chemische Stoffe, die aus geladenen Teilchen (den sogenannten Ionen) bestehen. Ein Salz besteht aus Anion (negativ geladenes Ion) und Kation (positiv geladenes Ion). Salze haben typische Eigenschaften (wasserlöslich, hoher Schmelzpunkt) wie das im Alltag bekannte (Koch)-Salz (chemisch korrekte Bezeichnung: Natriumchlorid).

Daher hat sich der Begriff "Salz" im Alltag verfestigt für Stoffe, die analog (Koch)-Salz aus Ionen aufgebaut sind und typische Salzeigenschaften zeigen.

Wie schon erwähnt, sind Salze chemische Verbindungen, die aus negativ geladenen Ionen (Anionen) positiv und geladenen Ionen (Kationen) aufgebaut sind. Aufgrund der entgegengesetzten Ladung (positive und negative Ladung) ziehen sich Anionen und Kationen gegenseitig an, zwischen diesen Ionen bildet sich dadurch die sogenannte Ionenbindung aus.

Alle Salze weisen diese Ionenbindung auf. Im Vergleich zur Atombindung (in Molekülen) oder Metallbindung ist die Ionenbindung die stärkste Art der Bindung. Darum haben als Salze einen relativ hohen Schmelzpunkt, da man relativ viel Energie benötigt, um die Ionen wieder zu trennen.

Im Rahmen des Anfangsunterrichts beschäftigt man sich mit typischen Salzen wie Natriumchlorid oder Magnesiumchlorid. Bei diesen Salzen werden Kationen werden häufig von Metallatomen gebildet und die Anionen von Nichtmetallatomen. Es gibt aber auch Salze, die kein Metall(ion) enthalten, beispielsweise Ammoniumnitrat.

- Salze bestehen aus Anionen und Kationen, daher sind sie in polaren Lösungsmitteln wie Wasser sehr gut löslich

- Aufgrund der Ionenbindung zwischen Anion und Kation haben Salze einen relativ hohen Schmelzpunkt

- Salze leiten im festen Zustand keinen Strom, in Lösung oder als Schmelze leiten sie aber elektrischen Strom

- Salze sind spröde. Dies lässt sich so erklären, dass bei mechanischer Einwirkung gleichgeladene Schichten (Anionen bzw. Kationen) aneinander vorbeigleiten. Da sich gleich geladene Teilchen abstoßen (Kation bzw. Anion – Anion) abstoßen, stoßen sie die Schichten ab

3.3 Salze des Silbers

Silbersalze sind ionische Verbindungen, in denen Silber als Kation enthalten ist. Das Silberion ist in den meisten Fällen einfach positiv geladen und weist stark oxidierende Eigenschaften auf, da sein Standardpotential 0,779 V beträgt. Der Nachweis von Silberionen erfolgt meist durch die sehr empfindliche Fällung als Chlorid.

Man kann davon ausgehen, dass die Geschichte des Edelmetalls Silber bis in das 5. Jahrtausend vor Christus zurück reicht. Somit es eng mit der Urgeschichte der Menschheit verbunden und ist ein Teil der menschlichen Kulturgeschichte seit Menschengedenkens.[65] Ebenso fand es ebenso bei vielen weiteren Völker, wie den Griechen, Römern, Goten, Assyrern, Germanen und Ägyptern Verwendung. Wegen seines schimmernden metallischen Glanzes wurde es bereits von den Goten „silubr", von den Germanen „silabra" und von den Assyrern „sarpu" genannt. In der damaligen Zeit wurde es teilweise wertvoller als Gold gehandelt. Dieses ist wohl auf die geringe Anzahl an Silberlieferanten zurückzuführen.

---

65   Vgl. Der Spiegel: Der Totentanz. 2/ 2016.

Gerade diejenigen, die sich zur damaligen Zeit leisten konnten, kauften Silberschalen und Silberbecher um ihre Lebensmittel und Getränke lagern und konsumieren zu können. Es war über eine lange Zeit lediglich Könige, Adelsleuten, hohe Vertreter der Kirche und des Staates, reichen Kaufleuten vorbehalten.[66]

Ihr Nutzen und Wichtigkeit nach insbesondere seit dem Mittelalter in Europa zu und die Nachfrage nahm zunehmend zu. Parallel zogen sich Mythen, Geschichten und Schauererzählungen über die alten Länder Europas hinweg. Sie erzählten nicht selten davon, dass Kirchenvertreter und Vampirjäger das Ungute mit Silber bejagen und ausleiten würden. Schon zu der damaligen Zeit spielte hierbei das menschliche Blut keine minder wichtige Rolle zur Verbreitung der Krankheit über den ganzen Körper hinweg bzw. den Weg des Silbers um den Erkrankten bei seiner Heilung und Genesung gegen zu „impfen".[67]

---

66   Ob durch die Einnahme von in Silber gehaltene Lebensmittels tatsächlich das Blut von Adel und Reichen sich blau-gräulich färbte, ist derzeit weder belegt noch nachgewiesen.
67   Es ist möglich, dass solche Sagengestalten und Geschichten über Monster und Nachtwesen der Bevölkerung zur Angstbewältigung, aber auch zur Weitergabe von Volkswissen und Volksmedizin diente.

Der europäische Silberbedarf wurde vorerst zu achtzig Prozent durch seinen Abbau in der Ortschaft Schwarz in Tirol gedeckt werden. Doch mit der Entdeckung Amerikas wurden Unmengen des Edelmetalls nach Europa gebracht, was zu einer starken Entwertung, insbesondere durch große Einfuhrmengen aus Japan, führte. Als es dann auch noch aus der Münzproduktion und der Geschirrherstellung verdrängt wurde, erreichte der Wert des Silbers seinen Tiefpunkt.

Dieses änderte sich allerdings erst wieder der Entdeckung der Fotografie und der Einsatzfähigkeit von Silber in der Elektroindustrie als extrem guter Leiter. Seitdem wird die Bedeutung von Silber zunehmend wichtiger. Durch seine einzigartigen Eigenschaften ist es schwer zu ersetzen ist.[68]

So haben in der Jahrhundertwende Silberhalogenide, insbesondere Silberbromid, in Form kleiner Kristalle in der Fotografie als lichtempfindliches Material zuerst Verwendung gefunden, da sie durch Licht radiolytisch gespalten werden können. Hierdurch wird elementares Silber, der sogenannte „Silberkeim" frei wird. Das latente Bild entsteht.

---

68   Vgl. www.edelmetalle-in.de/geschichte-des-silber.html; 30.05.2020.

Dieser „Silberkeim" katalysiert bei der Entwicklung die Umwandlung des restlichen Silberbromidkristalls in elementares Silber, wodurch das Bild sichtbar wird. In der Medizin fanden Silbersalze, insbesondere Silbernitrat, wegen ihrer antibakteriellen Eigenschaften Verwendung.

Seit der Einführung der Antibiotika wurde dies jedoch weitgehend obsolet, lediglich die Anwendung als Augentropfen zur Verhinderung einer bestimmten Augenentzündung bei Neugeborenen sind sie noch üblich. Seit massivere Probleme mit Antibiotikaresistenzen auftreten, wird Silber wieder vermehrt angewandt, jedoch meist nicht mehr als Salz sondern elementar als Metall oder Kolloid. Kalium-Silber-Cyanid wird zum galvanischen Versilbern verwendet.

3.4 Silber als Nano-Partikel

Nanosilber besteht aus Partikeln, die meist kleiner als 100 nm sind und jeweils 15.000 – 20.000 Atome enthalten. Hauptsächlich liegen Nanosilberpartikel in Form von Würfeln, Stäben oder Kugeln vor. Heutzutage kommt Nanosilber in vielen Medizin- und Gebrauchsprodukten zum Einsatz. Der typische weiß metallische Glanz von Silber ist bereits der wichtigste Beweggrund um Nanosilber zu verwenden, nämlich Gegenständen einen silbrigen Schimmer zu verleihen. Trotzdem ist die stark antibakterielle Wirkung sein Haupteinsatzgebiet.

Nanosilber hat zahlreiche biologische und chemische Eigenschaften, die es in vielen Produkten zu einem nützlichen Bestandteil machen. Wichtig dabei ist, dass viele dieser Eigenschaften jedoch nicht im elementaren Silber auftreten. Die Gründe dafür sind erstens das Verhältnis von Oberfläche zu Volumen, das bei immer kleiner werdenden Partikeln steigt. Da die Oberflächengröße proportional zu der Abgabe von Silberionen steht, deren Anzahl für die keimtötende Wirkung verantwortlich ist, wird bei vielen kleinen Partikeln, die dann im Vergleich zu ihrem Volumen eine große Oberfläche besitzen, eine große Menge an Silberionen freigesetzt.[69]

---

69   Vgl. www.nanosilber.de/nanosilber/potential-von-nanosilber/; 29.05.2020.

4.   Anwendungsbereiche von Nanosilber

Weltweit wird Nanosilber bereits in einer Vielzahl von Produkten aufgrund seiner antimikrobiellen Eigenschaften eingesetzt, insbesondere auch in den USA und dem asiatischen Raum. Dabei bestehen verschiedene Formen von Nanosilber, wie zum Beispiel Beschichtung für Türgriffe, Sprays zum Aufbringen von Beschichtungen. Nanosilber als Nahrungsergänzungsmittel, Wundauflagen, Zahnpasta, Bestandteil von Shampoos oder neuerdings nun auch Nanosilber in Atemschutzmasken verwendet.

Eine mailändische Firma vertreibt u.a. nach eigenen Angaben 99,99% reines Nanosilber als Pulver oder Masterbatch (Kunststoffgranulat mit Nanosilber). Als Anwendungsbereiche gibt dieses Unternehmen an:

- Hygiene Produkte
    Zahnpasta, Zahnbürsten, Seifen, Shampoo,
    Hautprodukte für trockene Haut, Pickel,
    Hautjucken, Mundhygiene, Zahnfleisch-
    entzündung, Deodorant, Kosmetik, usw.

- Medizinische Produkte
    Anti-Juck-Behandlung, Ekzeme, Fußpflege für
    Sportler, Medizinische Behälter, Keimfreie
    Produkte, Antibakterielle Produkte,
    Antibiotische Wirkung, Rhinitis Behandlung.

- Textil Produkte
    Betten und Decken, Kopfkissen,
    Leinen/Kleidung, Masken, Strümpfe, Schuhe,
    Einlagen, Wasser-Reinigungsfilter.
- Plastik und Elektronik
    Kühlschränke, Waschmaschinen,
    Antibakterielle Eigenschaften für Spielzeuge,
    Elektromagnetische Abschirmung.
- Zement Produkte
    Antibakterieller Zement, Anti-Schimmel, gegen
    Gerüche, Hospitäler, Cafeterien, Schulen.
    Apartments, Häuser, Öffentliche Einrichtungen.
- Farben Produkte
    Antibakterielle Farben (Öl basierend, Wasser
    basierend, Epoxyd), Krankenhäuser,   Cafeterien,
    Schulen, Apartments, Häuser, Einrichtungen.
- Produkte zur Aufbewahrung von Nahrungsmitteln
    Vielseitige Verpackung, antibakterielle Behälter,
    Reislager Behälter, Getreidelager.
- Papier Produkte
    Antibakterielle Tapeten, Antibakterielle Filter
    (für Autos, Raumluftbefeuchter, Klimaanlagen,
    Staubsauger).
- Umweltfreundliche medizinische Produkte.
- Toxische Substanzen in der Umwelt reinigenden.
- Andere Produkte
    Agrochemischer Einsatz, Hydro-Wasserkultur,
    Golfplatz Rasenpflege, Virus Eliminierung.[70]

---

70   Quelle: www.nanosilver.it; am 15.05.2020.

4.1 Produkte mit Nanosilber

In den letzten Jahren fällt auf, dass einige Hersteller, die vor einigen Jahren ihre Produkte noch mit „nano" beworben haben, dies nun noch kaum oder gar nicht mehr tun. Dies gilt insbesondere für Produkte mit Nanosilber.

Ein gutes Beispiel ist hierfür, die mit Nanosilber ausgestatteten Waschmaschinen eines koreanischen Unternehmens.

Im Jahr 2005 wurden diese noch mit besonderem werbewirksamem Bezug auf die Nanotechnologie beworben. Mittlerweile werden diese Waschmaschinen ohne Erwähnung von „nano" oder Nanotechnologie vertrieben. Zurückzuführen ist dies zum einen vermutlich auf die Entscheidung der US-Umweltbehörde EPA, dass Nanosilberhaltige Produkte als Pestizid zu registrieren sind und zum anderen vermeiden Hersteller das Schlagwort „nano" auch zunehmend vermutlich aus Sorge vor einer möglichen ablehnenden oder kritischen Haltung der Konsumenten.

In den letzten Jahren wurden gerade durch Halbwahren oder zum Teil richtigen Pressemeldungen über die Wirkungsweisen von Silber im menschlichen Körper Silber zum Teil verteufelt bzw. dem Käufer falsche Angst gemacht.

Denn wenn die Wissenschaften von Verwendung von Silber abraten, ist dies meist der Tatsache geschuldet, dass es noch zu wenig erforscht ist und einiger der Tatsache geschuldet, dass negative Forschungsergebnisse vorlegen.

Recherchen zu Produkten mit Nanosilber werden oftmals zusätzlich dadurch erschwert, dass es eine Vielzahl der verschiedenen Silberformen gibt, die in Produkten Anwendung findet und oftmals kaum oder nur schwer bzw. nur mit fundierten chemischen Kenntnissen zu erkennen ist, ob Nanosilber verwendet wurde. So findet nicht nur metallisches Silber Verwendung, sondern auch eine Reihe von Silberverbindungen.

Die Produktübersicht zeigt ein breites Spektrum der verschiedensten Konsumprodukte mit Nanosilber:

- Lebensmittelverpackungen (Dosen, Plastiksäcke),

- Textilien und Bekleidung (Handtücher, Pölster, Socken, Hemden, Pullover, Kappen, Hosen, Handschuhe, Unterwäsche, Kopftücher, Taschentücher, Büstenhalter, Shorts, T-Shirts),

- Nahrungsergänzungsmittel,

- Desinfektionsmittel für Oberflächen und Hände,

- Geräte (Kühlschränke, Waschmaschinen, Staubsauger, Fön, Luftbefeuchter, Lockenstäbe, Computer-Mäuse, Mobiltelefone, Klimaanlagen)

- Produkte für Babys (Babybecher, Kauring, Bürste zum Reinigen der Fläschchen, Schnuller)

- Medizinische Produkte (Wundverbände, Pflaster, Desinfektionssprays, Bandagen, Katheter),

- Zusätze für Schwimmbäder und Whirlpools,

- Kosmetika und Hygieneprodukte (Zahnreiniger f. Zahnersatz, Haarbürsten, Zahnbürsten, Seifen, Shampoos, Haargel, Haarspray, Make-up, Hautcremes, Lippenpflege, Kopfhautspray, Zahnpasta, Mundspülung, Mundspray, Hautaufhellungsmittel, Schuhsprays, Instrumente zum Aufbringen von Make-Up, flüssiges Kondom für Frauen, Schuheinlagen),

- Reinigungsmittel und Haushaltsartikel (Spray gegen Gerüche im Haushalt, Reinigungstücher für die Hände oder für Jagdutensilien, Reinigungsmittel für Geschirr und Wäsche, Weichspüler, Gummihandschuhe),

- Sandalen und Slipper.

4.2. Ist das Material Silber stets das gleiche?

Bei der Wirkungsweise von Silber ist in erster Linie wichtig, ob es als metallisches Silber oder als Silberion, also Ag+ -Ion, wie oben schon besprochen, vorliegt. Aber ebenso wichtig ist die Größe der Silberteilchen. Bekannt sind die Nanoteilchen des Silbers als kolloidales Silber. Dabei sind kleine Silberpartikel gemeint.

Hierbei bedeutet die Vorsilbe „Nano" weder, dass etwas „neu" noch, dass es von vornherein „schädlich" ist. Als das kolloidale Silber in den 1920er Jahren in großen Mengen auf den Markt kam, löste das zahlreiche Studien und entsprechende Regulierungen seitens der Behörden aus. Schon damals war den Entdeckern der Nanopartikel also deren Bedeutung und Wirkungsweise bewusst. Hierzu stellt Bernd Nowack fest:

„Das bedeutet aber nicht, dass die möglichen Auswirkungen der Nanopartikel auf Mensch und Umwelt verharmlost werden sollten. Wichtig sei, die Materialeigenschaften von Nanosilber genau zu charakterisieren und nicht einfach die Vorbehalte gegenüber Nanosilber zu glauben."[71]

---

71   Vgl. Bernd Nowack: Nanosilver Revisited Downstream. In: *Science*; Vol. 330 no. 6007; S 1054 ff,   19. 11. 2010, DOI 10.1126/science.1198074.

Silberteilchen mit einer Größe von unter 100 Nanometern nennt man Nanoteilchen bzw. Nanosilber. Unserer Haare sind demgegenüber etwa 700 bis 1.500 größer, je nachdem welche Haarstärke wir haben. Im Vergleich verhält sich ein Meter gegenüber einem Nanometer wie der Durchmesser einer Haselnuss zum Durchmesser der Erde und wachsen pro Sekunde ca. 3 Nanometer.

Selbst die kleinsten Lebewesen der Erde, die Bakterien, sind demnach 2- bis 50-mal größer als Nanosilberteilchen, was der Grenze zum Nanokosmos entspricht. Lymphozyten sind ca. 50-mal größer und Cholera-Bakterien liegen 25-mal über ein Nanoteilchen. Viren sind dagegen Objekte des Nano-kosmos. Nanosilber und Objekte in der Nano-technologie sind derart klein und winzig, dass man eigentlich in dieser Größenwelt die einzelnen Atome und Moleküle zählen könnten, wenn man darin eintauchen würde. In dieser Welt sind die eigentlichen physikalischen Gesetzmäßigkeiten, wie wir sie aus unserer Welt kennen absolut anders. Aufgrund ihrer extremen Kleinheit besitzen Nanoteilchen andere Eigenschaften als größere Partikel desselben Materi-als. Für Atome und Moleküle im Nanokosmos gelten die Gesetze der "Quantenphysik".[72]

---

72   Vgl. http://nanotechnologieausstellung.de/ausstellung_grundlagen.html

So weisen Nanopartikel pro Volumeneinheit eine viel größere Oberfläche auf. Dadurch sind sie beispielsweise häufig reaktiver. Nanosilber gibt zudem, bei geringerem Materialeinsatz, mehr Silberionen ab als solides Silber. Die gelösten Silberionen wirken auf Bakterien toxisch und töten diese ab. Ob Nanosilber ein Risiko für Mensch und Umwelt darstellt, ist Gegenstand von derzeit laufenden Untersuchungen.[73]

4.3. Herstellung von Nanosilber

Nanosilber kann wie alle anderen Nanomaterialien auf zwei verschiedene Arten hergestellt werden, die sich in der Herangehensweise stark voneinander unterscheiden. Die Wahl der Herstellungsmethoden richtet sich daher meist nach den Kosten oder möglichen Vor- bzw. Nachteilen der einen oder der anderen Methode.

- Top-Down Methoden

Bei den Top-Down Methoden wird festes Silber mit Hilfe von physikalischen oder mechanischen Verfahren immer weiter zerkleinert, bis schließlich Silberteilchen in der Größe von 10-100 nm vorliegen.

---

73   Vgl. 120 Years of Nanosilver History: Implications for Policy Makers, Bernd Nowack, Harald F. Krug, Murray Height, Environ Sci Technol, 2011, DOI: 10.1021/es103316q.

Zum Einsatz kommen dabei meist sogenannte Kugel- oder Kolloidmühlen.

Diese Methoden sind jedoch sehr zeitaufwendig und werden daher mehr und mehr durch Bottom-Up Verfahren abgelöst.[74]

- Bottom-Up Methoden

Bei den weiteren hier nun dargestellten Verfahren und Methoden geht man von Silberatomen aus die entsprechenden Nanosilberteilchen erzeugt bzw. hergestellt. Diese reagieren im Medium derart lange, bis am Ende der entsprechende Nanosilber im Bereich von 10 nm entsteht. Das erneute, weitere Wachstum wird dann von absorbierenden Molekülen verhindert.[75]

Hier unter anderem die häufigsten angewandte Bottom-Up-Verfahren:

- Fällung
- Sol-Gel-Verfahren
- Mikroemulsionsverfahren
- Gasphasenabscheidung
- Inertgaskondensation
- Elektrodeposition

---

74   Vgl. www.internetchemie.info/chemiewiki/index.php?title=Nanosilber; 30.05.2020.
75   Vgl. www.nanoprodukctsde/index.php?mp=info&file=nanosilber; 29.05.2020.

➢ Tipps zur Anwendung und Aufbewahrung

Bei der Einnahme von kolloidalem Silber sollte nach Angaben einiger Autoren beachtet werden, dass es immer mit einem Keramik-, Holz-, Hornlöffel o.ä. eingenommen werden sollte. Da wie oben schon beschrieben worden ist, dass eine Reaktion bzw. Verbindung von kolloidalem Silber mit anderen Stoffen (etwa Metallen) eine Minderung der Wirksamkeit mit sich bringt.

Selbstverständlich kann man Nanosilber auch in Wasser gelöst auch Keramikbechern trinken und es sich derart zuführen.

Bei der eigentlichen Einnahme sollte das Silberwasser für ein bestmögliches Ergebnis mindestens 30 Sekunden im Mund behalten werden. So kann das Silber schon von der Mundschleimhaut absorbiert werden. Das kolloidale Silber kann mit Wasser verdünnt eingenommen werden, allerdings sollte man darauf achten, dass es nicht zu sehr verdünnt wird.

Die beste Wirkung erzielt kolloidales Silber bei einer inneren Anwendung, wenn es auf nüchternen Magen eingenommen wird, und auch einige Zeit danach, etwa eine Stunde lang, sollte auf die Zufuhr von Lebensmitteln verzichtet werden.

Getränke können schon vorher wieder zu sich genommen werden, hierauf verzichtet man am besten bis 10 Minuten vor und nach der Einnahme.

Um Bakterien und Viren im Rachenraum oder gar in der Lunge zu bekämpfen wird seitens mehrerer Autoren auch dazu empfohlen Nanosilberwasser auch zu inhalieren. Dies würde sicherlich gerade auch beim derzeitigen Coronavirus sehr viel Sinn machen, da diese die überwiegenden Besiedlungsräume dieses Virus darstellen. Doch nicht nur das Inhalieren soll ungefährlich sein, kolloidales Silber kann auch für empfindliche Partien wie etwa die Augen genutzt werden.

Ein weiterer Vorteil ist, dass kolloidales Silber ein Mittel ist, das von jedermann verwendet werden kann, ganz gleich ob von Erwachsenen, Heranwachsenden oder dem geliebten Haustier. Nebenwirkungen gibt es nur wenige.

4.4 Vorteil von Silber als Nanosilber

Ein Salzkorn misst durchschnittlich im Durchmesser ca. 200 Mikrometer. Würde man dieses Salzkorn in 200 gleichgroße Kugeln aufteilen, so hätte jedes Einzelne davon ein Mikrometer im Durchmesser. Mit den Augen wären diese sicherlich nicht mehr sichtbar. In dieser Größenordnung reiht sich die tatsächlich kleine Größe eines sogenannten Kolloids, also eines winzig kleinen, festen Teilchens. In kolloidalem Silber, sind diese Teilchen aber nur 0,05 Mikrometer (50 Nanometer), also nochmal um ein Vielfaches kleiner.

Das Wort Nano (lat. „nanus") bedeutet Zwerg. Ein Nanometer ist ein milliardstel Meter (10^{-9} m). Nanoteilchen besitzen spezielle chemische und physikalische Eigenschaften, die deutlich von denen von Festkörpern oder größeren Partikeln abweichen. Hierzu gehören u. a. höhere chemische Reaktivität durch eine große spezifische Oberfläche (große Teilchenoberfäche im Verhältnis zum Volumen), geringer Einfluss von Massenkräften (Gewichtskraft) und zunehmender Einfluss von Oberflächenkräften (z. B. Van-der-Waals-Kraft), zunehmende Oberflächen-ladungen und thermodynamische Effekte (brownsche Molekularbewegung).

Bei den Nanomaterialien werden verschiedene Materialgruppen unterschieden: kohlenstoffhaltige Nanopartikel (z. B. Ruß), Metall- und Halbmetalloxide (z. B. Titandioxid), Halbleiter (z. B. Silizium), Metalle (z. B. Gold) sowie Polymere (z. B. Blockcopolymere).

Außerhalb eines lebenden Organismus (in vito) zeigt kolloidales Silber eine antimikrobielle Wirkung. Hierbei inaktiviert es in bereits kleinsten Konzentrationen eine Reihe von Bakterien, Viren und Pilzen. Das wirksame Agens ist dabei Silberkation, das stets in kleinsten Mengen aus elementarem Silber oder auch aus schwerlöslichen Silberverbindungen freigesetzt wird und den Stoffwechsel von Mikroorganismen hemmt. Die minimale Hemmkonzentration (MHK) liegt bei circa 8 bis 100 ppm Silberionen. Die Hemmung kommt durch die Reaktion von Silberkationen mit schwefelhaltigen funktionellen Gruppen bestimmter Aminosäuren und Proteine zustande, welche dadurch inaktiviert werden.

Dieser auch als oligodynamischer Effekt bezeichnete Wirkmechanismus ist nicht nur Silber zu Eigen, sondern wird auch bei anderen Metallen beobachtet (z.B. Bei Quecksilber, Kupfer, Zinn, Eisen, Bleich, Bismut und Gold.

Die starke antimikrobielle Wirksamkeit von Nanosilber wird mit dessen Fähigkeit in Verbindung gebracht, Zellwände und Zellmembranen durchdringen zu können und im Zellinnern zu wirken.

In vitro wirkt kolloidales Silber auch gegen Viren, indem sich Nanosilberpartikel an deren Oberfläche binden und die Bindung der Viren an Wirtszellen unterdrücken. Ebenso ist bei Kolloiden aus Metallionen die Oberfläche besonders groß. Auch aufgrund der Fähigkeit von Nanosilber an verschiedenen Stellen im Zellstoffwechsel anzugreifen resultiert dessen breites antimikrobielles Wirkspektrum.

Silber hat derart eine starke Wirkung auf Krankheitserreger wie Pilze, Bakterien und Viren. Die genaue Wirkungsweise ist noch nicht bekannt, doch wird vermutet, dass positiv geladene Silberionen mit Schwefelverbindungen, insbesondere mit schwefelhaltigen Aminosäuren und Proteinen reagieren und dadurch die Funktion dieser Proteine hemmen. So kommt es zu Fehlfunktionen und schließlich zum Absterben der Zelle.

Da es im Vergleich zu anderen Antibiotika gleichzeitig an mehreren Stellen der Zelle wirkt, ist Silber besonders effektiv und wird als Breitbandantibiotikum gegen verschiedenste Mikroorganismen eingesetzt.

Weiter können diese Silberionen auch direkt mit den Aminosäuren der RNA und DNA von Bakterien oder Viren reagieren und dadurch die Zelle beeinträchtigen oder zu deren Tod führen.

Die Silberionen für diese Vorgänge werden durch Oxidation gebildet, wenn das Silber mit Feuchtigkeit in Berührung kommt.

Es konnte ebenso herausgefunden werden, dass neben der Größe der Partikel auch deren Form von Bedeutung ist. So zeigten zum Beispiel kugelförmige Silberteilchen eine höhere Wirkung als stabförmige. Dies ist schon daher zu erklären, dass man aus der Physik her bekannt ist, dass kugelförmige Objekte und Formen einer größeren Oberfläche darstellen.[76]

Das Edelmetall ist auch bei innerlicher Anwendung in der Regel sehr gut verträglich. Nur bei ungewöhnlich hoher Dosierung kann man eine akute Toxizität mit Geschmacksstörungen, Geruchsunempfindlichkeit sowie zerebralen Krampfanfällen beobachten.

Der Vorteil von Nanosilber liegt in seiner sehr geringen Größe und damit verbunden in der vergleichsweise großen Oberfläche. Diese kann dadurch mehr Ag+ -Ionen für Reaktionen zur Verfügung stellen, die für die antibiozide Wirkung zuständig sind.

---

76   Vgl. bmg.gv.at/cms/home/attachments/9/7/2/CH1180/
CMS1288805248274/ bmg_nanosilber_fassung_
veroeffentlichung_final__mit_deckblaetter1.pdf; 30.05.2020.

Darüber hinaus lassen sich Oberflächen oder auch Lebensmittel damit behandeln ohne sichtbare Spuren zu hinterlassen und können so als hauchdünne Schicht in ihrer Wirkungsweise tätig werden.

Auch in Textilien oder anderen Alltagsgegenständen kann Nanosilber auf diese Weise unentdeckt eingearbeitet werden und dadurch, ohne negativ aufzufallen, eventuelle Geruchsbildungen oder Keimbefall verhindern.[77]

5.   Silber und Gesundheit

Zunächst einmal zum besseren Verständnis und Einordnung: Wenn wir von Nanosilber bzw. kollegiales Silber reden oder solches kaufen möchten stoßen wir oftmals auf die Mengengröße in Bezug auf den Silbergehalt von ppm ist eine relative Maßangabe und steht für „parts per million", was auf Deutsch ein Millionstel bezeichnet. Also: 1 Teil pro Million. Im Hinblick auf chemische Substanzen wird ppm also als eine Konzentrationsangabe verstanden. 1 ppm bedeutet, dass in einer Million Gramm der Lösung ein Gramm des verwendeten Stoffes enthalten ist, oder einfach ausgedrückt: 1 mg Stoff pro 1 Liter Wasser.

---

77   Vgl. www.bund.net/fileadmin/bundnet/publikationen/ nanotechnologie/ 20091202_

Wendet man dieses Wissen nun auf kolloidales Silber an, stellt man fest: Bei einer Angabe von 10 ppm befinden sich in einem Liter des Wassers 10 mg Silber und bei 40 ppm 40 mg Silber.

Silber wird im Lauf eines menschlichen Lebens vor allem in der Leber, Milz und den Schichten der Haut im menschlichen Körper akkumuliert.

In einzelnen Fällen kann so eine akkumulierte Gesamtmenge von 1g auftreten, die in Einzelfälle als bedeutende mögliche Schädigung des Menschen mit „Argyria" bzw. „Argyrose" (die permanente blau-graue Hautverfärbung) auftreten kann.

Dies war schon um 1900 in der Medizin bekannt. Man ging davon aus, dass bei einer übermäßigen Aufnahme von Silber oder Silbersalzen es zu Ablagerungen von kleinsten Silberkörnchen in der Haut käme. Da es hier auch zu Silbersulfid Verbindung kommen kann, geht man davon aus, dass es zu ähnlichen Reaktionen wie in der damaligen Fotochemie kam. Nach dem ersten Sonnenbaden verfärbte sich die dunkel blau-grau. Allerdings sind die meisten Silbersalze schwach Wasserlöslich und daher eher als ungiftig einzustufen.[78]

---

78   Vgl. Walter de Gruyter (Hrsg.); Silber-acetat; S. 1290; Hunnius pharmazeutisches Wörterbuch. 1993.

Als weitere mögliche Folgen von chronischen Silberbelastungen werden auch Magenbeschwerden und degenerative Prozesse in Leber und Nieren genannt. Nach längerer Einnahme von silberhaltigen Präpa-raten wurden stellenweise bei einigen Patienten neben Argyria –bei Arbeitern in silberverarbeitenden Indus-triebetrieben –neben Nervenschäden auch anhaltende Übelkeit und Magenbeschwerden beobachtet. Eine epidemiologische Studie aus den USA wies auf mögliche gesundheitliche Risiken für die embryonale Entwicklung hin. Fötale Entwicklungsanomalien wurden in Korrelation zu der Belastung des von den schwangeren Frauen konsumierten Trinkwassers beobachtet.

Bei Schwangeren, Säuglingen und Kleinkindern sollte daher von einer Verabreichung von Silber abgesehen werden.[79] Wobei allerdings bei Säuglingen und Kleinkindern nach dem jetzigen Stand der Coronaforschung in der Regel bisher keine ernsthaften, lebensbedrohlichen Erkrankungen beobachtet werden konnten.[80]

Im Jahr 2002 hat die US-Raumfahrtbehörde NASA längere Aufenthalte auf der ISS-Weltraumstation vorbereitet.

---

79   Vgl. Aruna M. Siewert in: Pflanzliche Antibiotika: Geheimwaffen aus der Natur. S. 77, November 2013.
80   Thompson R, Elliott V, Mondry A. Argyria: permanent skin discoloration following protracted colloid silver. BMJ Case Rep 2009.

Hier beauftragte sie ein unabhängiges Expertenteam der Nationalen Akademie der Wissenschaften mit der Evaluierung möglicher Gesundheitsbeeinträchtigungen durch Bestandteile des wiederaufbereiteten Wassers. Dabei stellte Silber ein wichtiger Wirkstoff dar, um als bakterien- und virenhemmender Stoff eingesetzt zu werden. Diese Studie untersuchte zunächst mal aktuelle und verlässliche Daten zur Wirkung dieses Metalls auf Tiere und den Menschen. In einigen grundlegenden Aspekten kommt dieser NRC-Bericht zu Schlussfolgerungen.

Einige Ergebnisse lassen darauf schlussfolgern, dass eine höhere Absorption von oral aufgenommenem Silber für den Menschen besteht. Während bisher auf der Basis von Versuchen mit Mäusen und Ratten ein extrapolierter Wert der Absorption von Silber nach oraler Aufnahme für Menschen mit ca. 4 % angenommen wurde, werden hier nun von höheren Säugetieren (Hunden, Affen) und beim Menschen signifikant höhere Anteile von mehr als 10 % absorbiert. Verteilung von oral aufgenommenem Silber und nur verzögerte Ausscheidung - nach der Aufnahme von Silber im Trinkwasser über mehrere Wochen konnte bei Ratten Silber in einer Vielzahl von inneren Organen festgestellt werden. Sowohl im Tierversuch wie auch bei Menschen wurde das zuvor absorbierte Silber nur sehr verzögert wieder abgebaut und ausgeschieden.

Auch lassen sich der Übergang von inhaliertem Silberstaub in das Blut bei medizinischen Untersuchungen nach einem Unfall (Freisetzung von radioaktivem 110 mg Ag aus einem Versuchsreaktor) belegen: inhalierter Silber-staub wird über die Lunge absorbiert, dadurch gelangt Silber in den Blutkreislauf und wird ebenso in der Leber abgelagert. Andere Untersuchungen konnten den Übergang von Silber in das Nervensystem -nach oraler Aufnahme von Silber und Silbersalzen bei Ratten (post mortem) nachweisen. In vielen Teilen des peripheren Nervensystems konnte Silber nachgewiesen werden. So löste die Injektion von Silber (je 1 mg) bei Mäusen nach einigen Tagen Hypoaktivität aus. Silber wurde unter anderem im Gehirnstamm und im Cortex nachgewiesen. Inhalationsstudien mit Versuchstieren konnten nachweisen, dass Silber Nanopartikel nach dem Einatmen in den Blutkreislauf aufgenommen und systematisch im Körper verteilt werden. Das aufge-nommene Silber konnte anschließend in vielen ver-schiedenen Organen wie Leber, Niere, Milz und auch Gehirn und Hoden nachgewiesen werden.[81]

Generell besteht also die Möglichkeit, dass Silber Na-nopartikel nach dem Einatmen in den Körper gelan-gen. Jedoch sind gesundheitliche Effekte vor allem dosis- aber auch zeitabhängig.

---

81   Vgl. Chuang, HC u. a. 2013; S. 4495 ff.

Ebenso wurde belegt, dass eine starke Erhöhung der negativen Silberwirkung bei Vitamin E-Mangel besteht. So wurde in weiteren Tierversuchen, wie zum Beispiel bei Ratten, beobachtet, dass das ausreichende Vorhandensein von Selen die Nebenwirkungen von Silber reduziere. Bei Kurzzeitstudien über 28 Tage traten bei den eingesetzten Mengen an inhaliertem Silber (10-15 nm Nanopartikel) in den Versuchstieren keine Gewebeschäden auf und es war nur eine leichte begleitende Entzündungsreaktion zu beobachten. Mittels direkter Ausgesetztheit an der Luft-Flüssigkeitsgrenzschicht lassen sich die Vorgänge in der Lunge vereinfacht in der Petrischale nachstellen. Als Aerosol verabreichte 20 nm große Silberteilchen lösen besonders kleine Nanopartikel nach der Aufnahme in die Zellen nur eine vorübergehende Entzündungsreaktion aus.

Erst bei sehr höheren Dosen sind dagegen schädliche Effekte nachweisbar. Generell können kleine Silber Nanopartikel aufgrund ihrer größeren spezifischen Oberfläche im Vergleich mit größeren (Nano)- Partikeln stärkere Effekte bei in vitro Versuchen hervorrufen.[82]

---

82   Vgl. Ji, JH u.a. ; 2007, S. 875 ff.

Bei Untersuchungen von verschiedenen Spray-Produkten, die laut Beschreibung Nano-Silber enthalten sollen, war das Silber nur in Form von Silberchlorid bzw. größeren Ansammlungen von Silberatomverbänden, nicht aber in Nanoform im Aerosol nachweisbar. Allerdings liegen die kalkulierten Exposition-Werte mit Silber schlimmstenfalls immer noch unterhalb des von der Weltgesundheitsorganisation (WHO) festgelegten Grenzwertes von täglich 5 µg Silber pro kg Körpergewicht.

Silber ist an für sich laut der Weltgesundheitsorganisation WHO eine stark wirkende Substanz und dementsprechend in hohen Dosen auch mit unerwünschten, toxischen Nebenwirkungen für den Körper.

Jedoch hängen die gesundheitlichen Folgen wie bei den meisten Stoffen von der Dosis, der Dauer der Belastung und der Art der Aufnahme ab. Generell gilt eine Dosis von mehr als 300 µg als bedenklich, da ein Mensch nicht mehr davon pro Tag abbauen kann. Für genaue Schwellenwerte fehlen aber ausreichend Daten. [83]

---

83   Vgl. Quadros, ME u.a. 2011, in Environ Sci Technol, S. 1713 ff.

5.1. Silber als Heilmittel

Das Phänomen der keimtötenden Wirkung mancher Metalle ist schon länger bekannt. Schon antike Kulturen sollen es intuitiv angewendet haben, später diente Kupfervitriol, das ist Kupfersulfat, unter anderem zur Desinfektion.

Interessant ist, dass Silber zwar schwach toxische Eigenschaften hat, aber genau diese toxische, antimikrobiologische Wirkung macht man sich auch schon seit vielen Jahren in der Medizin zu Nutze. Wäre Silber nicht toxisch, so wäre es auch nicht wirksam und der Leser würde dieses Buch zu diesem Thema auch nicht in der Hand halten.

Eben durch diese toxische Wirkung gegen Viren, Bakterien und auch einige Pilzarten kann es in Form von medizinischen Instrumenten oder aber auch zur Wundbehandlung Verwendung finden. Bei letzterer wirkt Silber wie ein Desinfektionsmittel und daher stark toxisch auf Viren, Bakterien und auch auf Pilze. Die Silberteilchen zerstören förmlich alles was dem Menschen nicht lieb ist und verhindert eine weitere Vermehrung und Verbreitung dieser Eindringlinge dauerhaft.[84]

---

84   Vgl. https://mediatum.ub.tum.de/doc/631436/631436.pdf

Die antibiozide Wirkung von Metallionen, insbesondere von Silberionen, ist bei den Menschen seit mehr als 2000 Jahre bekannt. So wurde schon im Sanskrit beschrieben, wie Herodot das Wasser für die Kämpfer von dem persischen König Cyrus in Silberkrügen auf die weiten Reisen der Schlachten mitgenommen hat. Die Römer haben auch schon Silbermünzen in Brunnen und Tongefäße geworfen, um das Wasser länger haltbar zu machen. Später schrieb Paracelsus von den Vorteilen von Silber als heilende Substanz.[85] Auch im frühen Mittelalter wurde es von der Äbtissin Hildegard von Bingen vornehmlich gegen Husten eingesetzt:[86]

„Ein Mensch, der in sich einen Überschuss an Säften in sich hat und diese oft auswirft, soll gereinigtes Silber im Feuer zum Glühen bringen und so feurig in guten Wein legen. Das soll er drei- oder viermal tun, damit der Wein davon warm wird, und so soll er ihn nüchtern trinken: Es vermindert die überschüssige Säfte in ihm, (...) es bringt sie zum Verschwinden."[87]

---

85   Vgl. Ahrens, H., Gosheger, G., Streibürger, A., Geber, C., Hardes, J. Antimikrobielle Silberbeschichtung von Tumorprothesen. Onkologe. 12 (2006) 145-151.
86   Vgl. von Aruna M. Siewert: Pflanzliche Antibiotika: Geheimwaffen aus der Natur. S. 76, Nov. 2013.
87   Hildegard von Bingen, Werke Band V.: Heilsame Schöpfung. Die natürliche Wirkkraft der Dinge. Physica. Erstmals im Jahr 1233 erschienen; S. 442. Beuroner Kunstverlag.

Carl Credé (1819–1892), deutscher Gynäkologe aus Berlin, hatte schon ab 1881 Silbernitratlösung in die Augen von Neugeborenen geträufelt.

Damit reduzierte er Bindehautentzün-dungen und konnte daraus resultierende Blindheit massiv reduzieren. Dieses medizinische Verfahren war bis Ende des 20. Jahrhunderts Standard in der Schweiz. Der Chirurg Halstead benutzte 1895 Silberdraht als Nahtmaterial für Wunden um eine Sepsis zu verhindern. Die amerikanische Gesundheitsbehörde hat Silber 1920 als antibakteriellen Wirkstoff zugelassen.

Die silberhaltige Flammazine Salbe wurde 1960 eingeführt und fand ihren Platz, besonders in der Versorgung von Verbrennungen. Auch die NASA hat sich beim Bau des Spaceshuttles für Silber ist eines davon.

„Heute wird Silber in der Wundbehandlung als mineralisches Silber, anorganische Silberkomplexe, Silberionen oder nanokristallines Silber verwendet. Besonders die Entwicklung des Nano-Silbers hat die Anwendungsbereiche stark erweitert."[88]

88   J. Haidorfer, u.a. in: „Silber in Wundbehandlung.", aus: www.unispital-basel.ch/fileadmin/unispitalbaselch/Ressorts/ Entw_Gesundheitsberufe/Abteilungen/Publikationen/2011/haidorfer_2011-silber-in-der-wundbehandlung.pdf; Stand: 22.06.2020.

5.2.   Silber wirkt gegen Bakterien und Viren

Im Jahr 1893 war für Nägeli[89] Silber ursächlich für diese antimikrobielle Potenz der verschiedenen Ionen der Oligodynamische Effekt [90] zu sein. Dieser wurde von ihm im Jahre 1893 in die Literatur eingeführt. Er beschrieb wie Wasser, das lediglich mit Metallen in Berührung gekommen war, eine antimikrobielle Wirkung entfaltet und Mikroorganismen abtötet. Der oligodynamische Effekt wurde von Nägeli als toxische Wirkung von Metallionen auf lebende Zellen, Algen, Schimmelpilze, Sporen, Pilze, Viren, prokaryotische und eukaryotische Mikroorganismen bereits in relativ geringen Konzentrationen entdeckt. Diese antimikrobielle Wirkung zeigen Kupferionen sowie Quecksilber, Silber, Eisen, Blei, Zink, Wismut, Gold und Aluminium. Siebenreicher hat hierzu 1939 eine Reihe an Patentschriften bezüglich des oligodynamischen Effekts zusammengefasst. Auch dies zeigt nochmals die antimikrobiozide Bedeutung von Metallionen vor bzw. in der Frühphase der Entdeckung 1928 von Antibiotika auf.[91]

Auch Besteck wurde aus diesem Grunde sehr aus Silber angefertigt.

---

89   Vgl. Yamamoto, A., Honma, R., Sumita, M. Cytotoxicity evaluation of 43 metal salts usingmurine fibroblasts and osteoblastic cells. Biomed. 1998; S. 1.

90   Olig- wenig, klein; gr.ολιγος, gr.δυναμις.

91   Siebenreicher, H.: Oligodynamischer Wirkung der Metalle und Metallsalze. Kolloid, 1939; S. 243.

Was Besteck oder Gegenstände aus Silber aus der Mode brachte, war das typische dunkle Anlaufen. Seit man jedoch das spezielle Silberreinigungsbad mit dem unedleren Metall Aluminium kennt, welches die Oxidationsschicht vom Silberschmuck schnell und effektiv entfernt, ist Silberschmuck gefragter denn je.[92]

5.3   Silber verstärkt Antibiotika

In den letzten Jahren wurden Meldungen zufolge zunehmend bekannt, dass die Anzahl antibiotikaresistenten Bakterienstämmen dramatisch zunimmt, wodurch mit einer verstärkten Anfälligkeit für Infektionserkrankungen weltweit zu rechnen ist. Gleichzeitig sinkt die Anzahl der neu entwickelten Antibiotika. Hier draus entstand das Ziel weiterführender Studien, die von Wissenschaftlern der Universität Boston durchgeführt und im Juni 2013 in der Fachzeitschrift Science Translational Medicine veröffentlicht wurden, eine Möglichkeit zu finden, die bereits vorhandenen Mittel in ihrer Wirkung deutlich zu verstärken.

Als Ergebnis wurde hier die Kombination von kolloidalem Silber und Antibiotika optimal sei, um selbst antibiotikaresistenten Erregern den Garaus zu machen.

---

92   Vgl. „Silberschmuck aus Silberstyling", 07.05.2010; aus: www.nickelfrei.de/wissenswertes/verbraucherschutz/singleview/article/silberschmuck-aus-sterlingsilber.html.

Demnach ließe sich in Verbindung von bekannten Antibiotika mit kolloidalem Silber die Wirksamkeit gegen antibiotikaresistente Erreger bis zu einem Tausendfachen verstärken.[93]

Nanosilber bzw. kleinste Silberteilchen können vom Körper aufgenommen werden und sich dann nach Überwinden der Körperbarrieren, entweder als Nanopartikel oder Ionen, im Körper verteilen und in den Organen ansammeln. Silber Nanopartikel gelangen hauptsächlich über die Lunge bzw. den Magen-Darm-Trakt in den Körper. Hauptziele der Silber Nanopartikel sind neben Leber und Niere auch die Milz sowie Hoden und Gehirn. In einigen Fällen waren geschlechtsspezifische Unterschiede in der Verteilung sowie in der Verweilzeit der Silber Nanopartikel in den Organen zu beobachten. Generell ist das Verteilungsmuster der Silber Nanopartikel im Körper von verschiedenen Faktoren wie der verabreichten Dosis, Partikelgröße und Dauer der Exposition abhängig, was natürlich auch eine mögliche Wirkung beeinflusst. Effekte auf das Immunsystem konnten bislang nur bei der Verwendung extrem hoher Konzentration, die weit über einer realistischen Exposition liegen, von Silber Nanopartikel gezeigt werden.

---

93   Vgl. Morones-Ramirez JR et al., "Silver Enhances Antibiotic Activity Against Gram-Negative Bacteria", Sci Transl Med., 19.06.2013: Vol. 5, Issue 190.

Auch gibt es bislang, nach Auffassung einiger Autoren, noch keine konkreten Hinweise darauf, dass Nanosilber allergieauslösend wirken können.[94] Allerdings weisen einige Autoren schon daraufhin, dass man gelegentlich gegen Silber auch schon allergische Reaktionen beobachtet hat. Diese betreffen scheinbar nur einen sehr geringen Teil der Bevölkerung. Insbesondere scheint dies Menschen zu betreffen, die beruflich mit Silber zu tun haben (Juweliere) und die eine Kontakt-Dermatitis entwickeln können. Gelegentlich wurden auch allergische Reak-tionen auf Silber in Sulphadiazin beobachtet, einem Kombinationspräparat aus Silber und einem Sulfonamid zur äußerlichen Behandlung von Brand-wunden, wenngleich diese nur in sehr wenigen Fallstudien näher beschrieben worden sind. Etwa 2-5% der Patienten, die mit diesem Präparat behandelt werden, zeigen Hautreaktionen. In Bezug auf die Einnahme von Silber und Nanosilber sollte man zu aller erst überprüfen, ob man selbst gegen Silber und Silberprodukte allergische Reaktionen zeigt. Unabhängig vom Aufnahmeweg durchlaufen die Silbernanopartikel verschiedene biochemische Umwandlungen im Körper. Im (sauren) Magen beispielsweise lösen sich die Silbernanopartikel schneller auf, was zu einer verstärkten Freisetzung von Silber-Ionen führt.

---

94   Vgl. www.nanopartikel.info/nanoinfo/materialien/silber/ verhalten-silber/1901-silber-verhalten-im-koerper#literatur

Da Silber-Ionen sehr reaktions-freudig sind, lagern sich diese dann entweder zu Silberatomansammlung, zu sogenannten Agglomeraten, zusammen oder binden direkt an andere chemische Verbindungen, so dass sie nicht mehr als Ionen oder Nanopartikel vorliegen. Dementsprechend findet dann auch die Aufnahme und Verteilung im Körper durch die Silber-Ionen-Komplexe (auch Organo-Silber-Komplexe genannt) und nicht durch die ursprünglichen Nanopartikel statt. Über die Beschichtungsart der Silbernanopartikel kann gezielt das Ionen-Freisitzungsverhalten von Nanosilber eingestellt werden. [95] Der zweite Grund für die veränderten Eigenschaften ist die Fähigkeit des Silbers durch die geringe Partikelgröße auch durch Zellmembranen und andere Hindernisse mit Poren zu gelangen, bei denen Partikel anderer Silberformen stecken blieben. Dank dieser hohen Mobilität ist Nanosilber sogar für spezielle Einsatzorte, wie dem Inneren einer Zelle oder Zellorganellen, geeignet.

Diese neuen Dimensionen der Anwendung, aber auch die damit verbundenen Gefahren und Risiken, sind jedoch heute noch kaum untersucht und daher mit besonderer Vorsicht zu behandeln.[96]

---

95   Vgl. www.nanopartikel.info/nanoinfo/materialien/silber/ verhalten-silber/1901-silber-verhalten-im-koerper#literatur.
96   Vgl. bmg.gv.at/cms/home/attachments/ 9/7/2/CH1180/CMS1288805248274/

Ausgesprochen gut geeignet zur Keim- und Virentötung ist Nanosilber, da es durch seine geringe Größe durch die Zellmembran in Bakterien eindringen kann und in deren Inneren kontinuierlich Silberionen freisetzt. Auch bei Viren konnte im Vergleich zu Makrosilber eine Wirkung erzielt werden, da Nanosilber im Bereich von 1-10 nm an der Virusoberfläche haftet und so eine Bindung zum Wirt verhindert werden kann.[97]

Bezeichnender Weise tragen die menschlichen Zellen die Proteine, die von Silberionen angegriffen werden im Inneren. Bakterien und Viren dagegen greifen außen an den Zellen an. Bei einer bestimmten Wirkdosis können die Silberteilchen also antibiozid wirken, ohne dabei negative Auswirkungen auf die Gesundheit des Menschen zu haben.[98] Der Vollständigkeit halber muss hier allerdings ebenso darauf hingewiesen werden, dass einige Autoren darauf hinweisen, dass Silber nicht vorbeugend eingesetzt werden sollte. Damit würde man dem Immunsystem die Chance nehmen, selbst mit Keimen fertig zu werden. Dies könnte mittelfristig dazu führen, dass der Körper dadurch selbst geschwächt werden würde.

---

97   Vgl.
www.bund.net/fileadmin/bundnet/publikationen/nanotechnologie/20091202
_nanotechnologie_nanosilber_studie.pdf ; 28.05.2020.
98   Vgl. https://wasserhelden.net/unser-
trinkwasser/inhaltsstoffe/silber/#Fazit; 30.05.2020

Daher wird geraten, wenn man Silber einsetzt, es mit bedacht zu machen und langsam die Dosis zu erhöhen. Bei einem längerfristige Applikation von Silber sei daher einer langsame Erhöhung innerhalb von drei Tagen der Dosis erfolgen.[99]

5.4. Medizinische Anwendung von Silber

Seit der Antike ist die medizinische Anwendung von Silber bekannt, zu dieser Zeit wurde die Substanz als Desinfektionsmittel und zur Wundbehandlung eingesetzt. Wie zu der damaligen Zeit gibt es auch heute noch Wundverbände und Salben mit Silber. Unsere Vorväter der modernen Medizin erkannten dann Ende des 19. und Anfang des 20. Jahrhunderts die antibiozide Wirksamkeit von Ionen wieder. So auch einer der Begründer der modernen Chirurgie, Wiliam Halstead (1852-1922). Er führte beispielsweise die Anwendung von Handschuhen des Chirurgen im Operationssaal zur besseren Hygiene ein[100] und propagierte auch die Verwendung von Silberfolien als Wundverband.[101]

---

99   Vgl. Aruna M. Siewert in: Pflanzliche Antibiotika: Geheimwaffen aus der Natur. S. 77, November 2013.
100   Vgl. Rutlow, M. Wiliam Stewart Halstead.Arch. Surg. 135 (2000) 1478; S. 1478.
101   Vgl. Halstead, W. S. Ligature and suture material: The employment of fine silk in preference to catgut and the advantages of transficion of tissues and vessels in control of hemorrhage - also an account of the introduction of gloves, gutta-percha tissue and silver foil. JAMA 60; 1913; S. 1119.

Solche Folien werden noch bis in die heutige Zeit vorwiegend bei Personen mit schweren Brandverletzungen eingesetzt und finden mittlerweile in fast jedem gängigen PKW im Erste Hilfe Kasten ihren Platz.

Die kolloidale Variante hingegen wurde um 1900 entwickelt und unter anderem oral zur Bekämpfung von Infektionen eingesetzt. Nach dem Aufkommen der Antibiotika rückte das Mittel aufgrund erst einmal vermeintlich besserer Alternativen in den Hintergrund. In letzter Zeit hat das kolloidale Silber jedoch insbesondere in der Alternativmedizin und nun auch zur Bekämpfung der Coronaviren eine Renaissance erlebt.

Manche Gesundheitsseiten, die für den Einsatz von Silber propagieren, nennen als Beispiele für den innerlichen Gebrauch: Erkältungen, grippale vireninduzierte Infekte, bakteriell bedingte Entzündungen, Halsschmerzen, Durchfall, Magenschleimhautentzündungen, Darmentzündungen, Allergien, Mundgeruch, Zahnfleischentzündungen, Candida Albicans, chronische Müdigkeit, Virusinfektionen oder auch Augenentzündung. Zudem werde die Regeneration von Haut, Gewebe und Knochen sowie das Zellwachstum gefördert.

Es sei das nebenwirkungsfreie Antibiotikum schlecht-hin: „Kolloidales Silber ist herkömmlichen Antibiotika in Wirkung, Nebenwirkungsfreiheit und Kosten weit überlegen".[102]

Mittlerweile ist hinreichend belegt, dass Silber anti-bakteriell, gegen Keime und antiviral wirkt. Selbst gegen Pilze wirkt es. In Wasser lösen sich aus dem Metall immer einige Teilchen als geladene Silber-Ionen heraus. Dr. Stefan Stangler stellt hierzu fest:

„Diese Silber-Ionen greifen die Bakterien gleich an mehreren Stellen an. Sie zerstören wichtige Enzyme, destabilisieren die Zellwand und stören die Vermehr-ung der Mikroben."[103]

Bekannt ist der Effekt schon länger. Unsere Urgroß-mütter hielten zum Beispiel mit einer Silbermünze die Milch frisch. Weiter fügt Stefan Stangler hinzu:

„Forscher haben jetzt winzige Nano-Silberteilchen entwickelt, die sie auf Fasern oder Oberflächen auf-bringen oder in Materialien einarbeiten".[104]

---

102   Vgl. *Deniz Cicek-Görkem, 18.06.2018 in Apotheadhoc;* www.apotheke-adhoc.de/nachrichten/detail/pharmazie/kolloidales-silber-wundermittel-oder-schwachsinn-alternativmedizin/.
103   Vgl. Dr. Stefan Stangler, Leiter des Bereichs Fasern, Chemie und Oberflächen bei Freudenberg New Technologies in Weinheim , www.chemie-azubi.de/detailansicht/news/chemie-wissen-fuer-schlaumeier-warum-kann-man-mit-silber-bakterien-bekaempfen/.
104   Vgl. Stefan Stangler, 27.04.2020: www.chemie-azubi.de/detailansicht/news/chemie-wissen-fuer-schlaumeier-warum-kann-man-mit-silber-bakterien-bekaempfen/

So lassen sich zum Beispiel in der Medizin und im Haushalt Geräte oder Türknöpfe keimfrei halten. In Krankenhäusern werden beispielsweise Kupfer- und Silberionen in Wasserpumpen verwendet, um dort eine Legionellenbesiedelung zu vermeiden.[105]

Die Wasserleitungen anderer Einrichtungen und Gebäude haben diesen Schutz in der überwiegenden Zahl nicht, sodass es nach der vorsichtigen Wiedereröffnung nach der ersten Coronawelle im Juni 2020 vermehrt zu den Nachrichten in Bezug auf Vorsicht vor dem Legionellen Bakterien haben sollte. So warnte das Robert-Koch Institut nach den Corona-Shut-Down und den damit verbundenen wochenlangen Schließung von Hotels, Sportanlagen, Kindergärten, Schulen und Schwimmbäder vor einem erhöhten Legionellen-Risiko.[106]

Die neueste Entwicklung, nach Auffassung von Stefan Spangler, hinsichtlich eines schonenden Einsatzes von Nanosilber in der Umwelt könnte demnach auch der Kombinierte Einsatz von Silber mit Platin sein. Man setzt demnach Silber gemeinsam mit Platin ein.

---

105   Rohr, U., Senger, M., Selenka, F., Turley, R., Wilhelm, M. Four Years of Experience with Silver-Copper Ionization for Control of Legionella in a German University Hospital Hot Water Plumbing System. Clin. Inf. Dis. 29 (1999); S. 1507.
106   Vgl. www.swr3.de/aktuell/nachrichten/rki-warnt-vor-legionellen-100.html.

Das wirkt noch besser, speziell dort, wo sich viele Keime in Flüssigkeiten tummeln.[107]

Dies zeigt unter anderem auch eine neue Empa-Studie. Schon damals wurde die antimikrobielle Wirkung winziger Silberteilchen genutzt, die als "kolloidales Silber" bekannt waren. Die Empa-Forscher Bernd Nowack und Harald Krug zeigen zusammen mit Murray Height, dass Nanosilber keineswegs eine Erfindung des 21. Jahrhunderts ist. Bereits 1889 wurden Silberpartikel mit einem Durchmesser von nur sieben bis neun Nanometer erwähnt.[108]

Verwendet wurden diese in Heilmitteln, Augentropfen, Wundauflagen oder in Bioziden, um das Wachstum von Mikroben auf Oberflächen zu vermeiden. Zum Beispiel in antimikrobiologischen Wasserfiltern oder in Algiziden für Swimmingpools.

Mit der Entdeckung von Penizillin und anderen Antibiotika ging der Einsatz von silberhaltigen Arzneimitteln zurück, erlebte aber eine Renaissance in der Alternativmedizin.

---

107   Vgl. Warum eigentlich kann man mit Silber Bakterien bekämpfen?; 19.05.2015; In: www.chemie.com/aktiv-online/warum-eigentlich/detail/article/warum-eigentlich-kann-man-mit-silber-bakterien-bekaempfen.html.

108   Vgl. Bernd Nowack u.a. in einer vor kurzem in der Fachzeitschrift Environmental Science and Technology veröffentlichten Studie: 120 Years of Nanosilver. In: Environmental Science and Technology; veröffentlicht am 10. Januar 2011.

Angesichts der Corona-Pandemie bieten zahlreiche Internetseiten nun Lösungen zum Kauf an und suggerieren, Silberwasser könne das Virus abtöten. Mittlerweile zeigten verschiedene Laborexperimente, dass Silberlösungen im Reagenzglas krankheitserregende Mikroorganismen bekämpfen könnten. Allerdings gibt es in Bezug auf das Wirken gerade im Zusammenhang mit dem neuartigen Coronavirus zum jetzigen Zeitpunkt keinerlei Studien. Silber als solches spielt wohl im menschlichen Organismus keine essentielle Rolle. Die Silbermenge im Körper eines Erwachsenen beträgt etwa 2 mg. Wir nehmen täglich circa 20-80 µg des Elements auf, wovon etwa 10 % resorbiert werden. Diese Mengen stellen keinerlei Bedrohung für die Gesundheit dar.[109]

1999 hatte die US-Arzneimittelbehörde FDA vor der Verwendung von kolloidalem Silber gewarnt und sich gegen den Gebrauch von entsprechenden Arzneimitteln ausgesprochen, die in den USA zum damaligen Zeitpunkt große Verbreitung und sich großer Beliebtheit erfreute. Zuletzt ging die Behörde gegen mehrere Anbieter in den USA vor, die Verbrauchern auf „betrügerische" Weise vorgetäuscht hätten, kolloidales Silber immunisiere gegen das Coronavirus.

---

[109] Vgl. www.lenntech.de/pse/wasser/silber/silber-und-wasser.htm; am 30.05.2020.

Aus diesem Grund, und nur aus diesem Grund, möchte ich auch an dieser Stelle vor einer Einnahme von Silber ohne Rücksprache mit einem Mediziner bei bestehendem Zweifel ausdrücklich warnen.

Letztendlich ist die Aufnahme eines Stoffes stets auch ein Selbstversuch und kann bei nicht sachgemäßer Einnahme, zum Beispiel durch Überdosierung oder anderem unsachgemäßen Umgang, zu den bekannten Nebenwirkungen oder unerwünschten Wirkungen, wie oben beschrieben, führen. Die Einnahme von Silber sollte daher ärztlich begleitet werden.

Hierzu weiter die US-Gesundheitsbehörde:

„Eine Wirksamkeit oder positive Effekte für den Körper durch die Einnahme von Silber sind nicht bekannt." Im Gegenteil: Wird die Metallpartikel-Lösung getrunken, kann sich die Haut auf Dauer blau-grau verfärben.[110]

Allerdings ist eine derartige Verfärbung der Haut tatsächlich erst nach einer hohen Dosierung und über eine längere Einnahmezeit von mehreren Jahren beobachtet worden und vor dem Hintergrund der Corona-Pandemie, wie dargestellt zu untersuchen.

---

110   Vgl. „Silberwasser – ein Allheilmittel gegen Corona" vom 28.04.2020; in: www.saarbruecker-zeitung.de/nachrichten/faktencheck/silberwasser-wundermittel-gegen-das-coronavirus_aid-50281839.

5.5 Die biologische Wirkungsweise von Silber

Trotz der schon seit langem bekannten antimikrobiellen Potenz verschiedener Metallionen ist die Ursache für die Wirkung dieser im letzten Detail noch nicht ausreichend erforscht und nach wie vor noch sehr unzureichend beschrieben. Die Inaktivierung von Bakterien und Viren durch Metallionen kann generell entweder durch chemische Reaktionen außerhalb oder innerhalb der Zelle.[111]

Silber-Ionen haben mehrere antimikrobielle Wirkungsorte auf den Zielzellen und sind deshalb im Gegensatz zu Antibiotika mit einem geringen Risiko für Resistenzen behaftet. Sie binden an mirobiellen Zellmembranen, schädigen die Struktur der Zellwand und führen zu Zellleckage. In die Zelle transportierte Silberionen stören die DNA und RNA der Mikroben und somit die Proteinproduktion und die Zellreplikation. Darüber hinaus haben Laborversuche ergeben, dass Silber die Empfindlichkeit von Bakterien gegenüber Antibiotika erhöht und dass einige silberhaltige Verbände auch weitere vorteilhafte Wirkungen auf die Wundheilung zeigen, indem sie Entzündungen hemmen und die Neovaskularisierung fördern.[112]

---

111   Vgl. Thurman, R.B., Gerba, C.P. The molecular mechanisms of copper and silver ion disinfection of bacteria and viruses; 1989; S. 106.

112   Vgl. Internationaler Konsens. Adäquate Anwendung von Silberverbänden bei Wunden. Konsens einer Expertengruppe. London: Wounds International, 2012.

Metallisches Silber ist relativ wenig wirksam und wenig reaktiv. Aber bei Kontakt mit Feuchtigkeit z.B. an der Hautoberfläche, in Mund-Silber-Masken in Kontakt mit winzigsten Wassertröpfchen der Ausatemluft oder mit Wundsekreten werden durch Oxidation mit Sauerstoff Silberionen (Ag^+) freigesetzt, die für die antimikrobielle Wirkung von Silber verantwortlich sind.

Bislang sind die einzelnen Wirkmechanismen noch nicht völlig verstanden, aber es liegen einige Hypothesen zur Wirkungsweise vor. Nano- oder nanokristallines Silber unterscheidet sich sowohl in chemischer als auch in physikalischer Hinsicht von Mikro- oder mikrokristallinem Silber bzw. von Silbersalzen. Da die einzelnen Partikel klein sind. können durch Oxidation an der Oberfläche mehr Ag^+-Ionen entstehen als bei größeren Partikeln. Außerdem fungieren Nanosilber-Partikel zudem als eine Art Depot, aus dem kontinuierlich Silberionen freigesetzt werden können.

Dies ist einer der großen Vorteile gegenüber Silberverbindungen wie etwa Silbersalzen, wie üblich in der Medizin benutzt. Zudem sind sie derart auch wirksamer, da Silbersalze -meist im Körper als Silbersulfid vorliegend- kaum wasserlöslich und daher unwirksam bleibt.

Die reaktiven Ag+-Ionen von Silberverbindungen werden rasch „aufgebraucht", da sie sich
etwa mit den Proteinen in Wundsekreten zu diesen
wasserunlöslichen Silbersulfid Verbindungen sich
verbinden. Silbernanopartikel, etwa in Wundverbänden, liefern jedoch ständig „Nachschub" an Silber-
Ionen, sobald zuvor entstandenen verbraucht sind.
Der Vorteil von Nanosilber gegenüber anderen
Silberformen ist also gerade diese „Depotwirkung" und
die höhere antimikrobielle und antivirale Wirkung bei
ansonsten geringeren Konzentrationen.

So ist der derzeitige wissenschaftliche Stand,
dass die einzelnen Ag+-Ionen hoch reaktiv sind und
sich an Proteine binden können. Anorganische Silberverbindungen können sich beim Kontakt mit dem
Wundsekret aus der Verbindung lösen und gegen ein
breites Spektrum pathogener Keime wirken. Wobei sie
Strukturveränderungen in der Zellwand sowie an int-
razel-lulären Membranen von Mikroorganismen verursachen und Zellatmung sowie zelluläre Funktionen
unterbinden. Silberionen verbinden sich auch mit der
Bakterien-DNA und RNA und verhindern deren Replikation Silberionen wirken gegen ein breites Spektrum
von grampositiven und gramnegativen Bakterien,
sogar gegen Methicillin-resistente Staphylococcus und
Vancomycin-resistente Enterokokken, sowie gegen
Pilze.

Ebenso wurde auch ihre Wirkung gegen die resistente Bakterien wie meticillinresistente *Staphylococcus aureus* (MRSA) und vancomycin-resistente Enterococcen (VRE)–sowie gegen Pilze, aber auch eben gegen Viren beobachtet und dokumentiert. Weitere Untersuchungen lassen vermuten, dass Silbernano-partikel die Zellwand von Bakterien durchdringen und verändern können. Dadurch kommt es zu einer gesteigerten Durchlässigkeit der Membran.

Die Zelle ist nicht mehr imstande die Silberionen, welche kontinuierlich von den Silbernano-partikeln abgegeben werden, nach außen abzutransportieren. Dies führt schlussendlich zum Zelltod.

Ebenfalls wird vermutet, dass Silbernano-partikel aufgrund ihrer hohen katalytischen Aktivität auch in Verbindung mit der Bildung von freien Sauerstoffradikalen stehen, die ebenfalls Schädigungen an und in den Zellen von Keimen und Viren verursachen können. Weiter ist es sehr wahrscheinlich, wie Untersuchungen an „klassischen" Silberverbindungen zeigen, dass sich Silberionen, aufgrund ihrer starken Neigung zur Verbindung mit Thiol-Gruppen von Enzymen und phosphorhaltigen Basen, auch mit Komponenten der DNA ebenso verbinden und so Zellteilung und Replikation verhindern.

Einmal in die Zelle gelangt, kann ein Silbernanopartikel kontinuierlich über einen längeren Zeitraum Silberionen abgeben.[113]

So konnte eine Wissenschaftlergruppe um Elechiguerra[114] zeigen, dass sich Silbernanopartikel in Größen zwischen einem und zehn Nanometer an HI-Viren binden und deren Fähigkeit zur Interaktion mit Zellen verhindern können.

Die schädigende Wirkung von Metall-Kationen auf lebende Zellen wird auch als „Oligodynamie" oder „oligodynamischer Effekt" bezeichnet. Ein Begriff, der auf den Schweizer Botaniker Carl Wilhelm von Nägeli zurückgeht. So geht man weiter davon aus, dass es über eine Blockade von essentiellen SH- und NH2-Gruppen seine bakterizide Wirkung entfaltet. An Elektrodonatoren stehen die im bakteriellen Organismus vorhandenen Sauerstoff-, Stickstoff- und Schwefelverbindungen zur Verfügung, die in biogenen Aminen vorhanden sind. Diese kommen hier wiederum als Imidazol-, Amino-, Thio-, Carboxylat und Phosphatgruppen vor.

Dies führt dann in letzter Instanz zu dem Verlust der biologisch wichtigen Funktionen der ubiquitär vorkom-menden Proteine und Enzyme.[115]

---

113   Vgl. Wijnhoven, 2009.
114   Elechiguerra J.L.u.a.: „Interaction of Silver Nanoparticles with HIV-I. Journal of Nanobiotechnology." 2005, S.3f.

Darüber hinaus könnte eine antimikrobiologische Wirkung von Silber im Körper darin begründet sein, dass sie durch ihre Fähigkeit mit anderen Elementen, insbesondere mit anderen Metallen eine Spannung aufbauen kann und dadurch die Zellkerne von Viren einfach zerplatzen lässt.[116]

---

115   Vgl. Ahrens, H., Gosheger, G., Streibürger, A., Geber, C., Hardes, J. Antimikrobielle Silberbeschichtung von Tumorprothesen. Onkologe. 12;2006, S. 146.

116   Vgl. Neues Desinfektionsmittel lässt Mikroorganismen implodieren: www.ingenieur.de/technik/fachbereiche/energie/neues-desinfektionsmittel-laesst-mikroorganismen-implodieren/

5.6 Silber tötet ausschließlich Einzeller

Nach Erkenntnissen von neueren wissenschaftlichen Studien zufolge tötet kolloidales Silber ausschließlich einzellige Lebewesen wie zum Beispiel Bakterien, Viren oder auch Amöben.

Diese benötigen bestimmte Enzyme für ihren Sauerstofftransport und genau diese Enzyme werden von dem kolloidalen Silber abgetötet. Die reine Gegenwart kolloidalen Silbers in der Nähe eines Einzellers tötet das für den Einzeller zum Überleben unverzichtbare Enzym ab, wodurch der Einzeller innerhalb weniger Minuten erstickt. Das kolloidale Silber nimmt dabei keinen Schaden und kann diesen Vorgang so lange wieder-holen, bis es schließlich über den Urin ausgeschieden wird. Demzufolge reichen für eine antimikro-biologische Wirkung schon geringe Dosen im Blut und menschlichen Körper völlig aus. Die Enzyme von in Gewebe eingebundenen Zellen lässt das kolloidale Silber dabei völlig unberührt.[117]

Bakterien im Körper sind nicht immer schädlich. Im menschlichen Körper gibt es Milliarden von Bakterien, die der Mensch unbedingt zum Leben braucht. Die bekanntesten nützlichen Bakterien sind die Darmbakterien, die Darmflora.

---

117   Vgl. Lansdown Alan BG, "A Pharmacologicaland Toxicological Profile of Silveras an Antimicrobial Agent in Medical Devices",Advances in PharmacologicalSciences Volume 2010.

Der Dickdarm ist weit mehr besiedelt als der Dünndarm und hat auch eine größere Artenvielfalt. Es gibt insgesamt mehr Darmbakterien als körpereigene Zellen im menschlichen Körper. Bei der Behandlung mit kolloidalem Silber will man natürlich nicht, dass die nützlichen Bakterien getötet werden. Man muss also selber dafür sorgen, dass das kolloidale Silber die Darmbakterien so weit wie möglich verschont.

Nährstoffe und auch das kolloidale Silber werden jedoch vorwiegend schon vom Dünndarm aufgenommen und ans Blut abgegeben. Weiter gelangt demzufolge kaum noch kolloidales Silber in den Dickdarm. Die Darmbakterien im Dickdarm werden daher kaum geschädigt. Dennoch macht es nach Angaben einiger Autoren auf wesentliche Dinge bei der Einnahme zu achten. Damit die Aufnahme des kolloidalen Silbers im Dünndarm möglichst vollständig gelingt, sollte man folgende Regeln beachten:

- Das kolloidale Silber sollte auf nüchternen Magen eingenommen werden.

- Erst eine Stunde später sollte man etwas essen.

- Mineralwasser sollte man in den zehn Minuten vor und nach der Anwendung des kolloidalen Silbers meiden.

Nach einer umfangreichen Behandlung mit kolloidalem Silber ist es trotz Vorsichtsmaßnahmen sinnvoll, eine Darmsanierung durchzuführen. Bei einer Darmsanierung werden die Darmbakterien wieder neu angesiedelt.

Demzufolge sollte nach Auffassung von einigen Autoren bei der Einnahme von größeren Mengen von kolloidalen Nanosilber (also mehr als 200 ml/ Tag), die Ernährung durch Joghurt oder Laktobakterien ergänzt oder den möglichen Verlust von Bakterien anderweitig kompensiert werden. Dies stellt jedoch kein ernsthaftes Problem dar, und, anders als Antibiotika, soll kolloidales Silber das Immunsystem nicht schwächen. Tatsächlich führt es nach Ansicht zahlreicher Autoren zu einer außerordentlichen Kräftigung des Immunsystems. Diese Angaben beziehen sich zum Großteil auf Forschungsergebnisse aus den USA.

Eine gesunde Darmbesiedlung kann auch gegen Allergien, Hauterkrankungen und Rheuma helfen. Auch beim Abnehmen kann eine gesunde Darmflora helfen, denn eine unausgewogene Darmflora kann die Entstehung von Übergewicht verhindern.[118]

---

118   Vgl. www.stadtapotheke-tettnang.de/index.php/services/kolloidales-silber.

6. Silber in Wasser

Die Silberkonzentration in Meerwasser liegt bei 2-100 ppt und kann an der Oberfläche sogar noch geringer sein. In Flusswasser sind im Allgemeinen etwa 0,3-1ppb des Elements enthalten. In Austerngewebe wurden Konzentrationen von etwa 890 ppb (trockenmassebezogen) gefunden. Silber ist unter normalen Umständen in Wasser unlöslich. Dies gilt auch für einige Silberverbindungen, wie etwa Silbersulfid. Andere Silberverbindungen sind hingegen mehr oder weniger gut wasserlöslich.

So liegt die Löslichkeit von Silberchlorid bei nur maximal 0,1 mg/L, wohingegen Silbernitrat eine Wasserlöslichkeit von 2.450 g/L besitzt. Auch Silberfluoride sind in Wasser leicht löslich, was nicht für andere Silberhalogenide gilt.

In Fischen ist durchschnittlich ein Gehalt von etwa 11 ppm Silber zu finden. Die natürlicherweise in Grund- und Oberflächenwasser enthaltenen Silbergehalte führen normalerweise niemals zu Problemen.[119]

Die Trinkwasserverordnung von 2001 regelt Höchstkonzentrationen von Schadstoffen im Leitungswasser, sodass der Verzehr keine nachteiligen Folgen auf die Gesundheit hat.

---

119   Vgl. www.lenntech.de/pse/wasser/silber/silber-und-wasser.htm; am 30.05.2020.

Die Regulation der Silberkonzentration im Trinkwasser ist seit Oktober 2015 in der Liste der Aufbereitungsstoffe und Desinfektionsverfahren nach §11 der Trinkwasserverordnung festgelegt[120]. Silber zur Konservierung des Wassers in den Versorgungsanlagen ist nur in Ausnahmefällen zulässig und darf nur in einer Konzentration von 0,1 mg je Liter hinzugegeben werden. Der Grenzwert für die Höchstkonzentration nach Abschluss der Aufbereitung darf nur bei 0,08 mg Silber pro Liter Trinkwasser liegen. Die genaue Dauer für die Anwendung von Silberprodukten ist in der Bio-zidverordnung des Chemikalienrechts geregelt. Im Trinkwasser gilt demnach im Allgemeinen für Silber ein Grenzwert von 0,1 mg/L, wenn überhaupt Grenz-werte festgelegt werden.

Dies liegt auch daran, dass sich das Silber beim Kochen eventuell an in der Nahrung enthaltenen Schwefel bindet und derart schwer wasserlöslich ist und somit vom Körper leicht abgeführt werden kann.[121] Wenn man das Wasser aus dem Hahn entnimmt, wird es zum Lebensmittel. Einem Lebensmittel dürfen bei der Verarbeitung Zusatzstoffe zugesetzt werden.

---

120   Vgl. www.umweltbundesamt.de/themen/wasser/ trinkwasser/ rechtliche-grundlagen-empfehlungen-regelwerk/aufbereitungsstoffe-desinfektionsverfahren-ss-11.
121   Vgl. https://wasserhelden.net/unser-trinkwasser/inhaltsstoffe/silber/; 30.05.2020.

Die Voraussetzung ist: Sie sind für das Lebensmittel und den vorgesehenen Zweck zugelassen. Deshalb gelten, sobald das Wasser den Wasserhahn verlassen hat, andere Bestimmungen: Dem Lebensmittel Trinkwasser dürfen nach wie vor bestimmte Silberprodukte zur Konservierung zugesetzt werden – allerdings nur in Ausnahmefällen („zum nicht systematischen Gebrauch").

Das ist wiederum in § 6a der Zusatzstoffzulassungs-Verordnung geregelt. Auch für das Trinkwasser auf den Raumstationen im Weltraum gibt es entsprechende Empfehlungen und Regularien. So entspricht die zulässige Silber-Belastung des Trinkwassers auf Raumstationen nach den Empfehlungen von Experten:

- für längere Zeiträume (1.000 Tage) max. 0,4 mg/Liter allerdings bei hauptsächlichen Risiko: Argyria

- für mittlere Zeiträume (100 Tage) max. 0,6 mg/Liter allerdings bei hauptsächlichen Risiko: Hypoaktivität, Veränderungen der motorischen Koordinationsfähigkeit

- für kurze Zeiträume (unter 10 Tagen) max. 5 mg/Liter allerdings mit dem hauptsächlichen Risiko: Dehydrierung als Folge des durch Silber ausgelösten verringerten Durstgefühls.

Die von der Umweltbehörde EPA publizierte gesundheitliche Empfehlung:

- über die gesamte Lebenszeit (lifetime HA) max. 0,1 mg/Liter,

- über Zeitraum von 10 Jahren (long-term HA) max. 0,2 mg/Liter. Außerdem sind nach wie vor einige Silberprodukte als Biozidprodukte nach der Biozidverordnung zur Desinfektion von Trinkwasser für Menschen und Tiere zugelassen.[122]

So gibt es im Fachhandel für Camping und Campingbussen im Handel erhältliche „Silberkügelchen" bzw. Biozidprodukten.

Die Silberionenkonzentration dieser Silberkugeln liegt bei den Produkten bei unter 0,01 mg/l. Demnach sollen die Silberionen die Bakterienbildung wie auch gegen Viren im Trinkwasser, wirken. Die Abgabe der Silberionen soll bei Kontakt mit Wasser, die Wirksamkeit setzt innerhalb von fünf Stunden ein.

Diese angebliche Silberkugel soll mit ihrem Durchmesser von etwa 45 mm das Trinkwasser bis zu einer Tankgröße von 80 Liter desinfizieren und nach Angaben des Verkäufers für bis zu 2,5 Jahre haltbar machen.

---

122 Vgl. www.auswaertiges-amt.de/blob/200196/
053619b4561a5ee382fb971c3f03d52d/trinkwasser-data.pdf, S.3,
am 31.05.2020.

Allerdings hat der ADAC mehrere auf dem Markt befindliche Produkte auf ihre Wirkungen getestet und die meisten Produkte fielen durch, da sie nicht einmal „Silber" in das zu konservierenden Trinkwasser abgegeben haben. Lediglich eines der getesteten Produkte wirkte wie angegeben und „killte" nach Angaben des ADAC Tests „alle Keime" im Wasser.[123]

Später wurde 19. Änderungsmitteilung der Trinkwasserverordnung vom Dezember 2018[124] wurde Silber als zugelassener Stoff im Trinkwasser komplett gestrichen und darf nicht eingesetzt oder weiterverwendet werden. Dies ist, insbesondere aufgrund der hier in diesem Buch dargelegten Forschungsergebnisse, sehr unverständlich.

Allerdings sind die Nanosilber Produkte zur Wasseraufbereitung und Wasserdesinfektion, wie oben durch den ADAC getestet, nach wie vor im Handel für den Eigengebrauch noch legal zu beziehen.[125]

---

123   Vgl. www.autobild.de/artikel/wassertank-entkeimer-test-14170135.html; am 30.05.2020.
124   Vgl. 19. Änderungsmitteilung zu § 11 TrinkwV, Dez. 2018.
125   Eine selbstbestimmte Einnahme von Silber ist absolut auf eigenes Risiko und Gefahr. Weitere wissenschaftliche Untersu-chungen sind unbedingt notwendig.

6.1 Nanosilber in Cremes

In Silbercremes und Salben ist die die lokale Ionenkonzentration die beim topischen Einsatz[126] des metallischen Mikrosilbers recht eingeschränkt. Exakte Daten sind allerdings aufgrund der starken Abhängigkeit von den Milieubedingungen schwer zu ermitteln und zurzeit auch nicht veröffentlicht. Bekannt ist, dass eine systemische Wirkung von Silber kann allerdings nur der Anteil entwickeln, der in die Haut penetriert und die Barriere permeiert. Diese Konzentration wurde in Studien in vitro und in vivo bestimmt.

Dabei zeigt sich übereinstimmend, dass die Menge an Silberionen, die die oberste Hautschicht durchdringt, extrem gering oder kaum nachweisbar ist. Bei der Anwendung von Cremes und Lotionen, die zwischen 0,1 und 1,5 Prozent Wirkstoff enthielten, wurden weniger als 0,1 Prozent der aufgetragenen Menge in der Hornschicht wiedergefunden. Eine Hautdurch-dringung war kaum bis gar nicht nachweisbar. Macht man auf Basis dieser Daten eine konservative Risikoabschätzung, so ergibt sich folgender Zusammenhang: 10 g Creme mit 1 Prozent Mikrosilber enthalten 100 mg Silber. Dieses liefert geschätzte 10 bis 500 µg Silberionen.

Maximal 1 Prozent davon penetriert in tiefere Hautschichten. Dies entspricht 0,1 bis 5 µg Silberionen.

---

126   Dieses Medikament wird zum Beispiel nur örtlich in Form von Salben angewendet.

Demnach werden aus 30 g Creme, die bei großzügiger Schätzung für eine Ganzkörperbehandlung gebraucht werden, 0,3 bis 15 µg Silber über die Haut aufgenommen. Diese Menge liegt deutlich unter der täglich mit der Nahrung zugeführten Menge von circa 70 bis 88 µg. Nach Ansicht der amerikanischen Umweltschutzbehörde EPA sollen solch geringe peroral aufgenommene Mengen (unter 5 µg Silber pro kg Körpergewicht und Tag) untoxisch sein, sodass die aus Silbercremes resorbierte Menge als unbedenklich einzustufen ist.

Wissenschaftler wie Dr. Daniels weißen allerdings in diesem Zusammenhang auch auf die Problematik hin, dass Präparate mit hohem Silbergehalt, besonders bei Verwendung über einen langen Zeitraum hinweg, erhöhte Silberablagerungen (Silberakkumulation) im Organismus verursachen könnten. [127]

Aus diesem Grund ist bei Einnahme von Silber nach Ansicht einiger Autoren besonders wichtig, auf die Dosis zu achten und diese nur langsam, innerhalb von drei Tagen, zu steigern.[128]

---

[127]   Vgl. Prof. Dr. Rolf Daniels, u.a. „Alte Aktivsubstanz in neuem Gewand", 07.04.2009, in Pharmazeutische Zeitung: www.pharmazeutische-zeitung.de/ausgabe-162009/alte-aktivsubstanz-in-neuem-gewand/

[128]   Vgl. von Aruna M. Siewer: Pflanzliche Antibiotika: Geheimwaffen aus der Natur. S. 76, Nov. 2013.

6.2 Silber gegen Karies- und Parodontitisbakterien ?

Dagegen ist man in der Zahnmedizin und in der Zahnforschung schon entschieden weiter. Silber-Nanopartikel haben demnach hier nach wie vor eine antibakterielle und eine antimikrobiologische Wirkung und werden deshalb in den letzten Jahren vermehrt in Zahnpasta eingebracht. Karies und Parodontitis sind weitverbreitete Erkrankungen, die sich u.a. auf eine Infektion mit Mikroorganismen zurückführen lassen.

Leider konnten die Erkrankungen bis heute trotz aller Vorbeugungen und Behandlungs-maßnahmen bisher nicht nachhaltig und vollständig überwunden werden. Allerdings zählt nach heutigem wissenschaftlichen Erkenntnisstand in der Zahn-heilkunde Nanosilber als probates keimabtötendes Mittel gegen Parodontitis und Karies. Demnach wirken Nanosilberteilchen antibakteriell und antimikrobiolo-gisch, ohne jedoch toxische Wirkung auf menschliche Zellen. Wobei auch in der Zahnheilkunde, ebenso wie in den anderen medizinischen Disziplinen eingeräumt wird, dass es bezüglich genauer Dosierung zur antimikrobiolo-gischen Wirkung noch nicht ausrei-chende Erkenntnis gibt. Obwohl es bereits zahl-reiche Zahnpasten mit Mikrosilber, wie auch mit Zink, im Handel zu erwerben gibt.

Neben der reinigenden, gegen schädliche Mundbakterien und Viren wirkenden Zahnpflege soll die Silberzahnpasta auch gegen Mundgeruch wirken.

Mundgeruch wird vorzugsweise durch ohne Sauerstoff lebenden Bakterien im Rachen- und Mundbereich verursacht. Auch Coronaviren siedeln sich vorzugsweise hier an und könnten von einer solchen Silberzahnpasta zurückgedrängt, wenn nicht gar ganz eliminiert werden.

Dies wurde vor wenigen Jahren in einer Studie aus dem chinesischen Wuhan[129] die Wirksamkeit und die Höhe der Dosierung der Silbernanopartikel gegen unterschiedliche Karies- und Parodontitisverursachende Bakterienarten genau untersucht. Dabei haben die Forscher herausgefunden, dass die kleinsten Nano-Silberteilchen von 5 nm gegenüber anaeroben, krankheitsverursachenden Keimen der Mundhöhle in ihrer Wirksamkeit gegen alle Bakterien den anderen größeren Nanosilber-teilchen weit überlegen war. Die Wissenschaftler kommen zu dem Schluss, dass die Dosierung und Wirksamkeit des Silbers in Zahnpasta mit Mikrosilber zwar nicht geklärt aber bei - der reinen Form von Silber (Ag) in Zahnpasta mit der vorgeschriebenen Dosierung von Zahnpasta bestimmt auch nicht schädlich sei.[130]

Mittlerweile werden von verschiedenen Herstellern Zahnpasta mit Nanosilber auf dem Markt angeboten.

---

129   Green Chemical Process of Ministry of Education des Wuhan Technik Instituts in Wuhan, China.
130   Vgl. Lu Z., Rong K, Li J, Yang H, Chen R.: Size-dependent antibacterial activities of silver nanoparticles against oral anaerobic pathogenic bacteria. J Mater Sci Mater Med. 2013.

Es sind auch Kombinationen mit Aktivkohle ebenso erhältlich. Diese wird schon seit vielen Jahren erfolgreich in Medizin und Technik eingesetzt, um Giftstoffe an der Oberfläche der Kohle zu binden . Mittlerweile gibt es auch Kaugummis mit Nanosilber

auf dem deutschen Markt. Dies ist sehr praktisch für unterwegs. Ähnlich wie bei dem Mundspühllösungen, kann man diese während und nach einer Fahrt mit den öffentlichen Verkehrsmitteln, kauen und sich so besser vor Bakterien und Viren schützen Ähnlich wie bei den bisher bekannten Mundspüllösungen, ist es sicherlich kein Allheilmittel. Aber die Vermutung liegt nahe, dass es uns zumindest vor einer schweren verlaufende Infektion besser schützen kann und diese sicherlich hilft zumindest ein Stückweit einen milderen Krankheitsverlauf zu haben.

Übrigens, falls man selbst weniger Krankheits-erreger und Viruslast im Rachenraum dann schließlich hat, kann es sicherlich auch andere, wie zum Beispiel den behandelnden Zahnarzt bei einer Untersuchung, ebenso zugleich schützen. Weitere wissenschaftliche Untersuchungen wären auch hier sicherlich nützlich, um abschließend bessere Empfehlungen geben zu können.

Ein ähnlicher Effekt wird bei Silber in der Dentaltech-nik für Füllungen, wie zum Beispiel bei Amalgamfüllun-gen genutzt. So wird der Einsatz von Silber-Nano-partikeln in zahnärztlichen Materialien wie z. B.

Kompositen neuerdings von einigen Herstellern empfohlen, um hiermit der Entstehung von Karies vorzubeugen.

Die Silberionen gehen dabei Wechselwirkungen mit Proteinen der Viren und der Bakterien ein und führen zur Denaturierung.[131]

Weiter führen die Zahnmediziner, wie Prof. Köller, an, dass das Ziel der heutigen Zahnmedizinforschung sei, die Spitzen der Nanosäulen mit antibakteriell und antimikrobisch wirkenden Metallen wie Silber oder Kupfer zu „dekodieren".

Dadurch, so die Annahme der Wissenschaftler, sollen die Mikroben bekämpft werden und zusätzlich auch in der Mikroumgebung eine antibakterielle Wirkung erzielt werden. Herr Prof. Köller stellt hierzu fest:

„Solche Implantatoberflächen könnten also allein durch ihr Oberflächendesign antimikrobiell wirken. (...). Eine solche Strategie gewinnt wegen der zunehmenden Resistenzen gegenüber Antibiotika eine immer größere Bedeutung."[132]

---

131   Vgl. Prof. Dr. Dr. Franz-Xavier Reichl in Düsseldorf. Ausgabe 10, 2019; in: Toxikologie von Nanopartikeln in der Zahnmedizin; www.izz-on.de/index.php?id=924.

132   Vgl. Prof. Dr. Köller zitiert in „Implantat-Oberflächen bekämpfen Keime", 18.03.2016, in: https://healthcare-in-europe.com/de/news/implantat-oberflaechen-bekaempfen-keime.html.

Insbesondere mit dem Hintergrund vor dem neuen zerstörerischen Corona Virus sollten solche Strategien und wissenschaftliche Forschungen meiner Ansicht nach in kürzester Zeit erfolgen.

Erst im April 2020 hob der Marburger Zahnwissenschaftler Prof. Dr. Frankenberg die Bedeutung des Nanosilbers hervor:

„Prävention stärkt die Immunkompetenz am Entstehungsort der Virusinfektion und hilft über diese Fittmacherfunktion, sie zu vermeiden oder ihren Verlauf abzumildern. (…) Im Rahmen unserer Studie zur Zahncreme mit Mikro Silber waren 100% der Probanden sehr zufrieden."[133]

So reduziert Nanosilber nach einer weiteren Studie von Dr. Minoshimaa und Dr. Lu nicht nur die schädlichen Bakterien in Mund- und Rachenraum, sondern auch Viren.[134]

---

133   Prof. Dr. Frankenberger, Direktor der Abteilung für Zahnerhaltungskunde, Medizinisches Zentrum für ZMK, Philipps-Universität Marburg und Univeritätsklinikum Gießen und Marburg, zitiert in: zwp.online.info/produkte/produktinformationen/periosafe-care
134   Vgl. Comparison of the antiviral effect of solid-state copper and Silvercompounds. Masafumi Minoshimaa et al. Journal of Hazardous Materials 312, 2016, S. 1-7.

Auch nach der Auffassung des Präsidenten der Deutschen Gesellschaft für Zahn-, Mund- und Kieferheilkunde (DGZMK) und ebenso Professor an der Marburger Universität, Roland Frankenberger, sei eine gesunde Mundhöhle als Barriere gegen alle möglichen Krankheiten und dies

gelte seiner Meinung auch für Covid-19. So stellt er weiter fest:

„Im Zusammenhang mit der Covid-19-Pandemie kommt der Zahnmedizin über die Gesunderhaltung der Mundhöhle eine besonders wichtige Rolle zu. Prävention stärkt die Immunkompetenz am Entstehungsort der Virusinfektion und hilft über diese Fitmacherfunktion, sie zu vermeiden oder ihren Verlauf zu abzumildern (…) Es existieren mittlerweile Daten, dass in Gebieten, in denen die mangelnde Mundhygiene mehr Erkrankungen wie Karies oder Parodontitis verursacht, auch vermehrt tödliche Verläufe einer Corona-Erkrankung zu verzeichnen sind."[135]

---

135   Prof. Dr. Roland Frankenberger in: Die Immunkompetenz der Mundhöhle kann schlimme Covid-19-Verläufe mildern. 08.05.2020; www.zmk-aktuell.de/marktplatz/gesellschaftenverbaende/story/die-immunkompetenz-der-mundhoehle-kann-schlimme-covid-19-verlaeufe-mildern__8928.html.

Ebenso kann moderne Sport- und Funktionskleidung mit Silberauftragungen gegen Bakterien und damit gegen Geruchsbildung geschützt werden. Hier wirkt das Prinzip der Oligodynamie.

Diese beruht auf der Freisetzung von Kationen aus den Metallen, die eine schädigende Wirkung auf lebende Viren- und Bakterienzellen haben. Baupraktische Bedeutung für die antimikrobiologische Oberflächen haben vor allem Kupfer und Silber. Dieses Prinzip auf Bauteile wurde bereits in verschiedenen internationalen Studien untersucht. In Deutschland etwa mit der Universität Halle-Wittenberg gab es Feldstudien an der Asklepios Klinik Hamburg-Wandsberg. Je nach Ablauf und Rahmen der Studien wurde eine Reduktion der Keime zwischen 60 und 100% im Vergleich zu den Kontrollgruppen festgestellt.

Angesichts der vorliegenden Erfahrungen und Untersuchungen kann von der tatsächlichen Wirksamkeit des oligodynamischen Effekts ausgegangen werden.

6.3   Bessere Wundheilung durch Silber?

Infektionen mit Mikrobioziden sind oft der Grund für eine problematische Wundheilung. In den letzten Jahren hat sich der dringende Bedarf an alternativen Wirksubstanzen durch die weltweite erschreckende Zunahme an Antibiotikaresistenzen erhöht. Als eine wirkungsvolle Wirksubstanz hat sich auch hier die lokale Anwendung von Silber heraus kristallisiert.

Diese habe nach wissenschaftlichen Studien auch in diesem Bereich eine beträchtliche und sehr ernstzunehmenden antimikrobielle Wirkung, selbst gegen viele antibiotikaresistente Bakterien-stämme, gezeigt. Silber kann auf verschiedene Weise in Verbände integriert werden. Hierzu wurden in den letzten Jahren zahlreiche Wundauflagen mit unterschiedlichem Gehalt an elementarem Silber oder einer Silber-freisetzenden Verbindung entwickelt.[136]

---

136   Vgl. Ines Winterhagen in „Silberner Schutz – Silberhaltige Wundauflagen fördern die Wundheilung", in: Deutsche Apotheker Zeitung. 11/2015: https://www.deutsche-apotheker-zeitung.de/daz-az/2015/daz-11-2015/silberner-schutz.

Hierzu stellen Maillard und Denyer fest:

„Silberionen (in einer Konzentration von 10–9 bis 10–6 mol/l) wirken bakterizid, fungizid, viruzid und protozoizid. Dieser Breitspektrumeffekt hat Vorteile in der topischen Behandlung[137]. Obwohl Silber seit vielen Jahrhunderten und in der Wundbehandlung Anwendung findet, sind seine bakteriziden Wirkmechanismen immer noch nicht vollständig bekannt. Inzwischen nimmt Silber eine herausragende Stellung in der Wundversorgung ein."[138]

Die Silberwundauflagen können je nach Hersteller sehr unterschiedlich aufgebaut und daher auch in der Wirkung sehr unterschiedlich sein. Sie unterscheiden sich oftmals schon im Typ der Wundauflage als auch in der Art der Silbertechnologie und der damit verbundenen Silberfreisetzung.

So liegen in den entsprechenden Verbänden Silber entweder in elementarer anorganische Verbindung (z. B. Silberoxid, Silberphosphat, Silberchlorid, Silbersulfat, Silber-Calcium-Natriumphosphat, Silber-Zirkonium-Verbindung) oder als ein organischer Komplex (z. B. Silber-Zinkallantoinat, Silberalginat, Silbercarboxymethylcellulose) vor.

---

137   Beispiel für *„topische"* Therapien sind die Behandlung von Hauterkrankungen durch wirkstoffh. Cremes in der Dermatologie.

138   Maillard, JY. und SP Denyer: „Entmystizierung von Silber", in: Managment von Wunden: in: 332-336; vom 25.05.2020.

Hierbei wird der jeweilige Silberbestandteil als Beschichtung auf eine oder beide Außenseiten des Verbands aufgebracht oder aber direkt in die Verbandstoffe.[139] Hierzu stellt der Fachapotheker für Klinische Pharmazie und Vorstandmitglied im Wundzentrum Hamburg e.V., Werner Sellmer, fest:

„Für die lokale antimikrobielle Behandlung lokal infizierter oder infektionsgefährdeter Wunden haben sich Wundauflagen mit Silber vielfach bewährt und gelten heute als medizinischer Standard. Sie stellen ein sicheres und wirksames antimikrobielles Prinzip für die lokale Wundtherapie dar."[140]

Einige Wundverbandhersteller haben sich hinsichtlich silberhaltige Wundauflagen darauf geeinigt, dass solche Produkte nicht länger als 14 Tage durchgehend genutzt werden sollten.[141]

In der folgenden Grafik wird ersichtlich, wie je nach Produkt eine unerschiedliche Menge von Silber-Ionen an die Wunde abgegeben wird:

---

139   Vgl. www.awmf.org/leitlinien/detail/ll/091-001.html: S3-Leitlinie „Lokaltherapie chronischer Wunden bei den Risiken CVI, PAVK und Diabetes mellitus".
140   Werner Sellmer, August 2017: www.werner-sellmer.de/files/Silberflyer_2017.pdf.
141   Vgl. www.werner-sellmer.de/files/SP_06_2018_ Protz_Sellmer_Wundauflagen_richtig_anwenden_36-41.pdf.

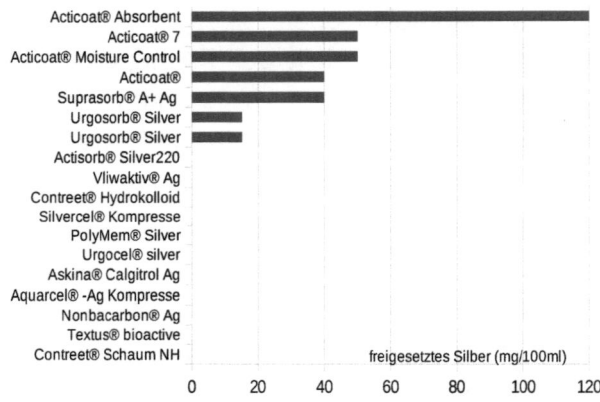

Abb. 1 Freisetzung von Silber-Ionen aus silberhaltigen Wundauflagen [142]

Der deutsche Krankenhaushygieniker, Dr. Schwarzkopf, hatte in seiner Forschungsgruppe in einem vali-
den In-vitro-Testmodell die Freisetzung von Silberionen bei zahlreichen ausgewählten, marktführenden
silberhaltigen Wundauflagen untersucht. Unter anderem kam dabei heraus, dass Allergien oder gar Agy-
rose, also die Einlagerung von Silber in die Haut, in
der Praxis kaum bzw. nicht beobachtet wurden.[143]

---

142   Vgl. Sellmer W: Handout November 2009, S. 20: www.werner-
sellmer.de/Downloads/Handout/Handout.htm, zitiert in: A. Schwarzkopf, u.a.:
„Freisetzung von Silberionen in Schaumverbänden.", WundM, 4/2010 Wiesbaden.
143   Vgl. Dr. Schwarzkopf: „Freisetzung von Silberionen aus
Schaumstoffverbänden.", in: WundManagement4/2010:www.
icwunden.de/fileadmin/Fachinfos/2010_Schwarzkopf_Silber_Schaum.pdf.

Hierzu stellen Maillard und Denyer in zu ihren Forschungsergebnisse fest:

„Silber hat viele Eigenschaften, die es als topisches Antimikrobium bei Wunden, die Zeichen einer Infektion zeigen, geeignet erscheinen lassen. Das Problem liegt im Mangel beweiskräftiger Daten, die Klinikern eine Anleitung für Entscheidungen darüber geben, welche Bakterien wahrscheinlich effektiv bekämpft werden können und welche Freisetzungssysteme sich für welche Wundtypen eignen. Die Kombination von Silber (oder Silbersulfadiazin) mit einem anderen breit wirksamen Antimikrobium eröffnet die Aussicht auf eine noch größere Wirksamkeit (...) Die Zukunft muss sich auf die Bereitstellung beweiskräftiger Argumente für den Einsatz von Silber und die Überwachung von möglichen Resistenzentwicklungen konzentrieren."[144]

Nach Vasel und Biergans haben Silber-Ionen keine toxischen Wirkungen auf menschliche Zellen. Als wichtigste Nebenwirkung beschreibt das Autorenteam die sogenannte Argyrie, die Silbereinlagerung in die Haut, die sich als blaugraue Verfärbung der Haut bemerkbar macht.[145]

---

144   J.L. Maillard und S.P. Denyer: „Management von Wundauflagen.", S. 335, in: https://link.springer.com/content/ pdf/bbm %3A978-3-211-69454-1%2F1.pdf , am 22.06.2020 .
145   Vgl. Vasel und Biergans A., Wundauflagen für die Kitteltasche. 3. Aufl., Stuttgart, 2010.

6.4 Die Silbermaske

Schon in einem Artikel „Lungenkrankheit SARS – welche Atemschutzmaske?" der Stiftung Warentest vom 29.05.2003 wurde die Frage nach der richtig wirkenden Maske gestellt bzw. die Wirkung noch als nicht wissenschaftlich bestätigt:

„Wegen der lebensgefährlichen Lungenkrankheit Sars ist die Nachfrage nach Atemschutzmasken deutlich gestiegen. Einige Firmen und Händler hatten bereits Lieferprobleme oder boten Ersatzartikel an, unter anderem Masken für Chirurgen. "[146]

Allerdings wissen wir aus den bereits hier in diesem Buch dargestellten wissenschaftlichen Grundlagen, dass Silber wirksam gegen Bakterien und Viren ist. Nach Herstellerangaben wirken Atemschutzmasken mit Nanosilberfolien gegen die Coronaviren die Atemwege des Körpers mit einer Filterleistung von 95 % da sie dem ffp2 Standartschutz entsprechen. Der Schutz liegt hier höher als bei der gängigen ffp2 Maske, da sie mit Silberatomen in einem besonderen Verfahren versehen worden sind.[147]

---

[146]   Aus: „Lungenkrankheit SARS – welche Atemschutzmaske?" vom 29.05.2003: www.test.de/ Lungenkrankheit- Sars- Welche-Atemschutzmaske-1102034-0/

[147]   Vgl. www.saechsische.de/mundschutz-aus-dem-erzgebirge-5187207.html vom 25.03.2020.

Somit soll diese Art von Mundschutz gegen Viren wie etwa die Coronaviren nach Hersteller-angaben ein umfassender Schutz darstellen.

In der Produktbeschreibung der Silbermasken heißt es, dass sie Schutz vor Mikroorganismen wie Bakterien oder Viren biete. Mikroorganismen in der Atemluft würden „unschädlich gemacht und das bei jedem Ein- und Ausatmen." Die Masken seien daher besonders geeignet für Asthmatiker, Allergiker und Menschen, die ein geschwächtes Herz- oder Lungensystem haben. Diese Nanosilber-Schutz-masken sind waschbar und somit wieder-verwendbar. Der Mund- und Nasenschutz lässt sich ganz leicht und am besten nur mit den Händen reinigen.

Alternativ kann ein Feinwaschmittel verwendet werden sowie ein Schonwaschgang in der Wachmaschine bei einer Temperatur von 40 Grad Celsius. Die antibakterielle Wirkung der Maske beleibt für mehr als 30 bis 200 Waschgänge erhalten.

Diese sind mittlerweile auch nach Schutzklasse FFP2 / N93 (Europäische und amerikanische Sicher-heitszertifizierung) zertifiziert, geprüft und im Handel für relativ wenig Geld zu erhalten. [148]

---

148 Vgl. www.wachter24.de/schutzmaske-mit-silber-nano-technologie-wiederverwendbar-500-stueck_123790_152989

Antibiozid ist im Zusammenhang mit einer Schutzmaske ein zentraler Begriff, denn es bedeutet, dass die Maske „gegen Bakterien und Viren gerichtet" ist. Um auf Nummer sicher zu gehen, kann man die Masken zur vollumfänglichen Desinfektion auch zuvor noch eine längere Zeit über in ein Gefäß mit Ethanol einwirken lassen. Ethanol-Spiritus aus dem Baumarkt ist hier genauso wirksam und viel günstiger als 80 % Ethanol aus der Apotheke. Der Spiritus ist vergällt und daher lediglich zum Trinken ungeeignet. Aus diesem Grund kommt hier auch die hohe Alkohol- und Genussmittelsteuer nicht zum Einsatz.

Ebenso soll es einen antiviralen Effekt haben: Mit dem neuen Coronavirus SARS-CoV-2 liegen zwar noch keine Testergebnisse vor, aber erwiesenermaßen wirkt Nanosilber gegen verschiedene andere Viren (wie HIV, Influenza und Hepatitis B). Auch gegen ein früheres Virus der Art Corona wirkte es, darauf lassen Ergebnisse einer Studie aus dem Jahr schließen.[149]

Laut der Apotheken Zeitung wurde erst vor kurzer Zeit eine weitere Studie veröffentlicht, bei der eine Silber-Nanocluster-Lösung, auf eine Atemschutzmaske aufgebracht wurde.

---

149   Vgl. Inhibitory effect of silver nanomaterials on transmissible virus-induced host cell infections. April 2014, in: www.ncbi.nlm.nih.gov/pmc/articles/PMC7112386/

Die Autoren der Studie beschrieben als ein Ergebnis, dass es zu viren-inaktivierende Effekte gekommen sein soll und dass die Anzahl der Sars-CoV-2 Viren vollständig auf null reduziert werden konnte. Weiter führten die Wissenschaftler aus, dass die Silberlösung auf praktisch jeder Art von Filter, sowie auf Metall-, Keramik-, Polymer- und Glasoberflächen aufgetragen werden könne. Es könne daher einen wirksamen Beitrag zur Sicherheit in überfüllten Bereichen wie Supermärkten, Produktionsstätten, Schulen oder Krankenhäusern leisten, erläutern die Autoren.[150]

Übrigens gibt es im Internet verschiedene professionelle Anbieter die Hüll- und andere Stoffe mit in besonderen Verfahren aufgetragenen Nano-Silber als Meterware verkaufen. Hier sollte man allerdings darauf achten, dass diese zuvor geprüft wurden. Oft sind bei den entsprechenden Silbertüchern auch die entsprechenden Datenblätter versehen, sodass man hier tatsächlich sicher gehen kann, dass es sich um einen optimalen Schutz handelt.

---

150   Vgl. Cynthia Möthrath vom 04.08.2020, in: www.apotheke-adhoc.de/nachrichten/detail/coronavirus/wie-gefaehrlich-ist-nano-silber-in-masken-schutz-oder-risiko/

Einfache Anleitungen zum Nähen von entsprechenden Nase-Mund- Masken findet man ebenso im Internet, sodass man lediglich darauf achten sollte, diese aus drei Lagen, mit der mittleren - einer Silberlage -, zu versehen.

Dominic Hellweg, Pneumologe Krankenhaus Kloster Grafschaft, untersucht verschiedene Stoffe zur Herstellung von Atemschutzmasken. Mit Hilfe unter-schiedlicher Untersuchungsgeräte und technischen Geräten stellt er mit Hilfe von schwach radioaktiven Stoffen die Durchlässigkeit von solchen Masken fest bzw. ermittelt die besten Stoffe um aerosolgroße Partikel aus der Atemluft zu filtern. Nach seiner Ansicht nach, zählt die derzeitige Alltagsmaske zu dem besten Schutzmittel gegen das Coronavirs. Aller-dings habe man sich bisher wenig Gedanken um den Filterstoff gemacht. Die meisten Stofftücher und Masken könnten lediglich 50% der eingeatmeten Aerosolteilchen filtern. Allerdings kann mit einem weiteren Membranstoff „Milbendichte Allergikerbett-wäsche" bis zu 80% des Aerosolanteils filtern.[151]

Diesbezüglich wäre es sicherlich ebenso interessant zu wissen, wie hoch der Anteil an Viren wäre, wenn dieser Membranstoff mit wirkendes Silbertüll kombiniert werden würde.

---

151   Vgl. Dominic Hellweg in der 3sat Nano Sendung vom 24.08.2020: Aerosol – Test: So gut helfen Stoff-Masken wirklich.

6.5 Silbertürgriffe und chirurgisches Besteck

Bestimmte Metalle wie das Silber bilden, wie schon eingangs ausführlich beschrieben, ein lebensfeindliches Milieu für Bakterien und Pilze. Dieser selbst-desinfizierende Effekt ist schon länger bekannt und wird nun neuerdings auch für Bauteile mit antibakteriellen Oberflächen genutzt, wie zum Beispiel für Türdrücker in Krankenhäusern, wie aber auch in privaten Wohnhäusern.

Des Weiteren wird chirurgischem Besteck bei der Produktion ein Anteil Silber hinzugefügt, denn dieser gewährleistet die Sterilität.

Tritt Silber mit Luftsauerstoff in Kontakt, entsteht eine hauchdünne Silberoxydschicht an der Oberfläche der Bestecke und wirkt wiederum desinfizierend.[152]

Menschen, gerade die in Krankenhäusern wegen ihrer Krankheit behandelt werden, haben oft ein geschwächtes Immunsystem.

Diese Patienten treffen aber gerade dort oftmals auf eine Vielzahl von Krankheitserregern. Aus diesem Grund kämpfen Krankenhäuser mit strengen Hygienevorschriften und häufiger Desinfektion dagegen an.

---

152   Vgl. www.silbernews.com/index.php/ basisinfo/anwendungen/industrie; 30.05.2020.

Gelegentlich kam gerade in den letzten Jahren allerdings auch immer wieder in Presseartikeln oder Fernsehnachrichten vor, dass gerade durch Unterbezahlungen von Reinigungskräften bzw. durch zunehmende Verdichtung deren Arbeitsprozesse die Arbeitsergebnisse und somit die Desinfektionseffekte sehr mangelhaft gewesen sind.

Zudem wird oftmals auch an den richtigen und wirksamen Desinfektionsmitteln gespart. Nicht selten werden Erreger dabei im Laufe der Zeit unempfindlich gegen Desinfektionsmittel.

Es häufen sich außerdem die Nachrichten von Bakterien- und Virenstämmen, die Resistenzen gegen die gängigen Antibiotika erworben haben.

Aus diesem Grund könnte ein zusätzliches Element im Kampf gegen Krankenhauskeime künftig Bauteile mit antimikrobiologischer Oberflächen darstellen. Die Keime sollen auf den Oberflächen aktiv in ihrer Anzahl reduziert, also getötet bzw. an ihrer Vermehrung gehindert werden.

Diese Keime können Bakterien und Viren sein, aber auch andere Mikrolebewesen sein, weshalb neben antibakterieller oft auch von antimikrobieller Wirkung gesprochen wird. Möglich wird diese Wirkung durch den oligodynamischen Effekt mancher Metalle.

Dies bedeutet die Abgabe positiv geladener Metallionen (Kationen), die Bakterien und Virenhüllen schädigen bzw. von innen heraus zerstören. Zurzeit stehen daher insbesondere Türbeschläge und hier speziell Drückergarnituren mit antimikrobiellen Silberflächen.

Diese Bauteile werden gerade von vielen verschiedenen Menschen angefasst und eine Übertragung aus konventionellen Metallen noch über ein paar Stunden möglich ist.

Türdrücker bilden dadurch eine ideale Verteilungsstation für die Verbreitung und Übertragung von Keimen. Was nicht nur für Krankenhäuser gilt, sondern faktisch für alle öffentlichen Gebäude. Auch für Seniorenheim, Schulen und Kindergärten dürften diese antimikrobiologischen Oberflächen interessant sein.

7. Schlussbetrachtungen und Aussicht

zum Schluss hin möchte ich abschließend noch darauf hinweisen, dass 1999 die US-Gesundheitsbehörde FDA auf die verbreitete Verwendung von kolloidalem Silber als Lebensmittelzusatzstoff reagierte: Sie sprach sich damals gegen den innerlichen und äußerlichen Gebrauch von Mitteln aus, die kolloidale Silberbestandteile oder Silbersalze enthalten, da diese Produkte ihrer Ansicht nach als nicht sicher und nicht wirksam galten.

Dies tat sie allerdings ohne zuvor flächendeckende und valide Forschungsergebnisse in Bezug auf Silber und Nanosilber auf den menschlichen Körper eingeholt zu haben, obwohl dies von zahlreichen Wissenschaftler derart immer wieder eingefordert wurde. Insbesondere geschah dies ebenso auch *nicht* in Hinblick auf die aktuelle Pandemie durch den SARS-COV-2 Erkrankung bzw. dem Coronavirus, für den es bis zum heutigen Tag noch kein geeignetes Medikament oder einen Impfstoff gibt. Falls es solche Medikamente und Impfstoffe innerhalb der nächsten Zeit geben wird, wissen wir zum heutigen Tag entsprechend auch noch nichts über mögliche Nebenwirkungen bzw. ob denn diese Impfstoffe auch tatsächlich bei allen Menschen gleichermaßen gut und verträglich wirken werden.

Der Präsident des Bundesamtes für Risikobewertung (BfR), Prof. Dr. Dr. Andreas Hensel, wies in seiner Stellungnahme zu der Verbotsinitiative für Silber als Nahrungsergänzungsmittel 2010 darauf hin, dass es zum damaligen Zeitpunkt zu wenige bzw. keine wissenschaftlichen Untersuchungen zu Silber im menschlichen Körper gegeben habe.

Ob von Nanosilber ein gesundheitliches Risiko für Verbraucher ausgeht, lässt sich daher seiner Meinung nach derzeit nicht abschließend beurteilen. Daraus schlussfolgerte er Silber zu verbieten:

„Solange wir mögliche gesundheitliche Risiken nicht sicher ausschließen können, empfehlen wir Herstellern, auf Nanosilber in verbrauchernahen Produkten zu verzichten".[153]

Ebenso führen weitere namhaften Studien immer wieder aus, dass die Wirkungsweise von Silber und Nanosilber im menschlichen Körper bisher noch kaum bis gar nicht erforscht ist.[154]

---

153   Prof. Dr. Dr. Andreas Hensel, Gesundheitsrisiken sind kaum bekannt", 09.06.2010; Deutsche Apothekerzeitung. www.deutsche-apotheker-zeitung.de/ news/artikel/ 2010/06/19/gesundheitsrisiken-sind-nicht-bekannt.
154   Vgl. Astrid Epp, u.a.: „Sicherheit von Nanopartikel in Verbraucherprodukten: Viele Fragen sind noch offen"; S. 285; Nanotechnologie – Auswirkungen auf die Gesundheit, 4/2011.

Diese Argumente sind selbstverständlich schwierig nachzuvollziehen vor dem Hintergrund, dass gerade Silber in seinem geradezu historischen Kontext schon weit vor Christi Geburt als Heil- und Desinfektionsmittel Verwendung gefunden hat und daher schon viele Erfahrungswerte und Erkenntnisse darüber vorliegen.

Vor allem nun aktuell im Hinblick auf die aktuelle Pandemie und die tatsächlich nicht wenigen sehr schwierigen und sehr ernsten Krankheitsverläufen müssten meiner Auffassung nach die Ergebnisse aus der Wissenschaft neu überprüft und bewertet werden.

Selbst wenn die Applikation von Silber beim schwerkranken Menschen mit Nebenwirkungen behaftet wäre, ist weiter zu untersuchen, ob diese Nebenwirkungen in Vergleich zu dem Fall eines Überlebens der SARS-COV-2 Erkrankung weniger bedeutsam oder gar zu vernachlässigen sein könnten.

Was würde eine zuvor erkrankte Person dazu sagen, wenn sie den Virus überleben könnte, selbst wenn sie im Anschluss noch mit einigen Nebenwirkungen, wie zum Beispiel der Agyria (Blaufärbung der Haut) zu kämpfen hätte.

Im Verlauf der Zeit könnte er diese sogar mit den geeigneten Behandlungen sogar ohne bleibende Schäden überleben.

Mehrere wissenschaftliche Arbeiten zeigen weiter auf, dass gerade der kombinierte Einsatz von Silber mit Platin oder anderen Wirkstoffen eine höhere Wirksamkeit der antimikrobiologischen Wirkung von Silber auf. Gerade hier könnte eine weitere Chance im Kampf gegen Viren und Bakterien, insbesondere gegen den aktuellen Corona-Virus liegen , ohne oder mit weniger Gefahr von erhöhten Nebenwirkungen.

Insbesondere bei vorerkrankten und älteren Menschen, die an einer vorangeschrittenen und schwerwiegend verlaufenden Coronainfektion leiden, geht man beim jetzigen Stand der Wissenschaft davon aus, dass von fünf auf Intensivstation beatmeten Patienten im Durchschnitt lediglich ein Mensch überlebt. Dieser muss anschließend in den meisten Fällen allerdings noch mit bleibenden pulmonalen und psychischen Störungen leben.

Weitere wissenschaftliche Untersuchen sollten gerade auch hier einen Schwerpunkt legen, ob durch die angemessene Applikation von Silber- und Nano-silber, gegebenenfalls in Kombination mit Platin oder anderen Mittel, nicht doch auch einer größeren Anzahl von Menschen dadurch geholfen werden könnte, dass ihre Krankheitsverläufe weniger heftig oder gar mit schweren Folgeschäden verlaufen könnten.

Dieses werden wir allerdings niemals erfahren, solange es keine geeigneten und unabhänigen Studien gibt, die den Einsatz von Nanosilber beim Menschen im Zusammenhang mit einer Virusinfektion untersuchen und eine entsprechende Wirkdosis untersuchen.

Solange es allerdings tatsächlich keinen Impfstoff gibt, scheint es für viele Menschen förmlich gleich ein Rettungsanker in einer möglichen Zukunft zu sein, daran zu glauben, dass es gut funktionierende Coronatests gibt. Ihnen scheint alleine schon der Gedanke und das Wissen zu helfen, dass man selbst bereits das Virus hatte und nun danach immun ist.

Das heißt, dass nach einer positiv verlaufenden Infektion und Wiedergenesung, derjenige aufgrund einer gebildeten Immunität nicht wieder an dem Coronavirus erkranken kann.

Für Nachweis einer Wiedergesundung nach überstandenen Infektion war bisher der Nachweis bestimmter gebildeter Antikörper im Blut nötig.

Allerdings kann es unter Umständen nach einer Infektion auch mehrere Wochen dauern bis ausreichend genügende Antikörper für ein Tester-gebnis gebildet worden sind.

Aus diesem Grund kann nach mehreren Studien der Universitäten aus Lübeck, Zürich und Wuhan allerdings es auch sein, dass kurz nach einer Infektion noch nicht die ausreichende Anzahl an Antikörpern vom Erkrankten gebildet worden sind und diese auch nicht nachgewiesen werden können. Dies kann bei einigen selbst auch noch nach einigen Wochen zu einem negativen Testergebnis führen.[155]

Ebenso gehen auch einige Interpretationen dieser Testergebnisse davon aus, dass diese gebildeten Antikörper, die sogenannten IgA-Antikörper, von manchen Menschen und deren Immunsystem einfach aus dem Grund nicht mehr gebildet werden, da das IgA bereits heilend gewirkt hat.

Aus diesem Grund kann man auch lange nach ihnen suchen, allerdings ohne Erfolg. Sie wurden nicht mehr gebildet und können daher auch nicht mehr nachgewiesen werden.

Aus diesem Grund kann ein negativer Antikörper Test relativ ohne Aussagekraft sein. Er muss nicht zwingend nachweisen, ob jemand infiziert war oder nicht.[156]

---

155   Vgl. Kunkel, Christina: „Bin ich immun?"
www.sueddeutsche.de/gesundheit/corona-antikoerper-immunitaet-
1.4941954, 20.06.2020.
156   Vgl. Goertz, Wolfram: „Infizierte sind später nicht zwingend immun!", in: rp-online.de/leben/gesundheit/corona-infizierte-sind-spaeter-nicht-zwingend-immun-antikoerper-nehmen-ab_aid-51814143 am 24.06.2020.

Weiter lässt der Virologe Karl Lauterbach in einer ZDF Talkshow zu bedenken, dass bisher auch bei anderen schweren Virenerkrankungen wie Ebola, HIV und anderen Viruserkrankungen es bis heute noch keine sinnvollen Impfungen vorliegen würden. Selbst die heutigen Impfungen gegen den gängigen Grippevirus würden nicht bei allen Menschen gleich wirken und müssten jährlich neu aufgefrischt werden. Da sich der Virusstamm sich stets ändern würde. Selbst wenn es gelingen würde, einen derartigen Impfstoff gegen Covid 2 zu entwickeln, sagt dies noch nichts über die Verfügbarkeit und den möglichen Preis aus bzw. ob jeder diesen auch überall zurgleichen Zeit beziehen wird.[157]

Auch der Bonner Virologe Prof. Hendrik Streeck fügte zu diesem Thema bei Maybritt Illner, dass er sich jährlich gegen den Grippevirus seit mehreren Jahren impfen lassen würde, aber es in keinem Jahr absolute Sicherheit darüber geben könnte, gegen den neues Grippestamm wirkungsvoll geimpft zu sein. Bei Markus Lanz wies er darauf hin, dass es schon seit vielen Jahren sechs andere Coronaviren gibt, aber für keinen davon bisher ein hilfreicher Impfstoff gefunden worden sei.

---

157   Vgl. Prof. Karl Lauterbach in Markus Lanz vom 09.06.2020: www.zdf.de/gesellschaft/markus-lanz/markus-lanz-vom-9-juni-2020-100.html.

Ebenso wurde bis zum jetzigen Zeitpunkt auch gegenüber den wesentlich älteren Virenstämmen wie Gelbfieber und HIV noch kein wirksame Impfung. Lediglich gegen das Influenza Virus lege ein wirksamer Impfstoff vor.[158]

In der gleichen Sendung wies der Kanzleramts-minister und Arzt Helge Braun auf die Selbstverant-wortung jedes einzelnen Bürgers hin und der Staat müsse zugleich hierfür die damit verbundene Konsequenzen übernehmen.[159]

Ich möchte mich gerne dieser Stellungnahme anschließen, was nicht gleichbedeutend lauten soll, dass ich hier zu einen unkontrollierten Eigentherapie mit Silber aufrufen möchte.

Vielmehr möchte ich dazu aufrufen, dass Wissenschaft, Politik und Medien den aktuellen Stand und Möglichkeiten von Silber im Kampf gegen Viren, Bakterien und Pilzen, insbesondere gegen die aktuelle Pandemie durch den Corona Virus überprüfen und diesbezüglich weitere unabhängige wissenschaftliche Untersuchungen initiieren und auswerten.

---

158 Vgl. Prof. Hendrick Streeck bei Markus Lanz / ZDF am 16./17.06.2020;
159 Vgl. Prof. H. Streeck und Helge Braun in Maybritt Illner vom 11.06.2020: www.zdf.de/politik/maybrit-illner/corona-leichtsinn-weniger-regeln-mehr-aerger-sendung-vom-11-juni-2020-100.html.

Mit Hilfe des Silber könnte es gelingen, die aktuelle Pandemie effektiver einzugrenzen und derart zu bekämpfen, um so eine gesündere, sichere und friedlichere Zukunft für alle Menschen auf der Welt zu ermöglichen.

Bleiben Sie bitte gesund!

Am Rhein, 30. September 2020.

165